HEMOGLOBINA

ISABEL FUENTES

HEMOGLOBINA

Rocaeditorial

Penguin
Random House
Grupo Editorial

Primera edición: marzo de 2025

Printed in Spain – Impreso en España

ISBN: 978-84-10274-42-6
Depósito legal: B-756-2025

Compuesto en Mirakel Studio, S. L. U.

Impreso en Liberdúplex
Sant Llorenç d'Hortons (Barcelona)

RE74426

A todas las personas y demás ingredientes de la vida
que han inspirado este relato

Ni cola de león, ni cabeza de ratón.
Prefiero ser diente de ajo.

JAVIER KRAHE

En pocas palabras, nosotros, al igual que Mickey, jamás crecemos, aunque sí envejecemos.

STEPHEN JAY GOULD

Fabricaremos sangre en el laboratorio, ¿alguien se imagina lo que esto puede significar para una civilización en la que morir en un accidente de tráfico es mucho más probable que enamorarse de la persona adecuada?

1

—El esperma tiene que ser de otro. —Celia irrumpe en la consulta de Ramón blandiendo unos papeles.

El ginecólogo levanta la vista del móvil. Para andar cerca de los cincuenta, no se le da nada mal escribir mensajes con los pulgares a toda velocidad.

—¿Cómo dices?

—Que, si quieres fecundar a la mujer de tu embajador, tienes que utilizar esperma de un donante.

—Eso es imposible.

—Lo que es imposible es utilizar el suyo.

Celia se sienta en una silla, más aparente que cómoda, destinada a que los pacientes no se eternicen en la consulta al tiempo que gozan de la ilusión de instalarse en algo costoso. Coge un caramelo corporativo de una bandejita de plata e informa a su colega de que el señor en cuestión no produce espermatozoides. Ni lentos ni pocos ni deformes; ni uno. El doctor se acaricia con firmeza la calva, desde la coronilla hasta la nuca, igual que uno haría con su perro si sospechara que está a punto de ladrar.

—¿Y estamos seguros de que ella funciona a la perfección?

Como toda respuesta, Celia destroza ruidosamente el caramelo con las muelas, lo que provoca un respingo en Ramón. Desde que empezaron los rumores sobre agresiones canibalescas, todo el mundo se muestra sensible hacia cualquier gesto que involucre la dentadura más de lo necesario.

—Menudo marrón. —El ginecólogo se lleva las manos a la cabeza y se deja caer en el respaldo reclinable de un sillón de piel de novillo cántabro—. ¿Cómo es posible? —pregunta.

—¿La azoospermia? —dice Celia con indiferencia—. Uf, pueden ser muchas cosas, lo mismo se hizo una vasectomía en tiempos.

—Nos lo habría dicho.

—¿En qué mundo vives, Ramón? Este hombre quiere que dejemos preñada a su mujer, no comentar sus taras.

—¿Y cómo estás tan segura de que se ha hecho una vasectomía?

—No lo estoy. Solo digo que es una posibilidad. De hecho, poco probable, teniendo en cuenta que es gay.

—¿Cómo que es gay? No digas tonterías. Si está casado.

—Ay, Ramón, de verdad. Y yo que te tenía por uno de esos raros ginecólogos cultivados…

—Muy graciosa, pero ¿de dónde te sacas que es gay?

—Para empezar, es diplomático. Eso ya aumenta las probabilidades, pero sobre todo es que lo sé. Salí con uno de ellos. Todos se conocen.

—¿Con un gay?

A Celia le hace gracia la broma de Ramón, pero ni siquiera sonríe. Nunca debió dejar escapar aquel amor solo por el miedo a ver su vida reducida a dar cenas e inaugurar mercadillos benéficos por todos los continentes.

—Deberías saber mejor que yo que la azoospermia puede tener muchas causas —vuelve al asunto—: vasectomía, paperas, cáncer…, pero nos da igual. No le vamos a decir al diplomático más desleal del Reino de España, y menos delante de su esposa, que es más estéril que el desierto de Gobi. Yo, desde luego, no pienso hacerlo ni firmar ningún informe que lo diga. No quiero encontrar una cabeza de caballo en mi cama.

—Pero ¿cómo no vamos a decírselo? ¿Qué hacemos entonces? ¿Me follo a su mujer?

—Si ella quiere… —Celia se encoge de hombros—, aunque no sé si serviría de mucho.

Y aparta la mirada para dirigirla a una réplica de la *Venus de Willendorf*. Nada más entrar a trabajar en la clínica de reproducción asistida como bióloga, pidió amablemente a todos los varones una muestra de semen con el fin de calibrar el aparato con el que hacían el recuento de espermatozoides. Como lo planteó con aires de cándida afinadora de piano, nadie sopesó las consecuencias. Por otra parte, a ninguno se le ocurrió dudar de su esencia vital. El caso es que, sin haberlo buscado de forma intencionada, Celia los tiene a todos cogidos por los huevos. Ahora vive con un hombre con suficientes espermatozoides que, sin embargo, no quiere hacer germinar. Tal vez porque teme la furia de una primera esposa que se mueve en las lindes de la razón.

—Hay que decírselo, Celia. A un tío así no podemos engañarle. Se nos caería el pelo.

Celia le mira la calva.

—Tu cliente no quiere información, pesado, quiere un hijo.

— Ni que fuera culpa nuestra.

—¿Tú te acuerdas de aquel periodista que se murió en la barra de un bar cuando estaba investigando aquellos contratos millonarios de semillas de césped?

—¿Aquel lío de los estadios de fútbol?

—Y de las urbanizaciones. Ahí estaba el verdadero negocio, en la España de las piscinas, pero no fue una especulación inmobiliaria, sino agrícola. El dinero estaba en las semillas de césped.

—¿Y qué tiene eso que ver con la ausencia de semillas de este señor?

—Nada. Solo que yo trabajaba en la policía científica en aquel momento y recuerdo muy bien que ese periodista se atragantó porque alguien metió trozos de pulpo vivo en un salpicón de bar.

—¡Qué barbaridad! —Ramón se echa para atrás—. ¿Cómo pudo saberse que el pulpo estaba vivo?

—Porque las ventosas estaban totalmente adheridas a la tráquea. El hombre tenía una enfermedad neurológica declarada y el riesgo de atragantarse con pulpo vivo era casi absoluto.

—¿A quién se le ocurre hacer una cosa así?

—A alguien que ha vivido en Corea.

El ginecólogo no acierta a disimular el espanto.

—Insisto, ¿qué tiene eso que ver con la fertilidad de este señor?

—Que es un tío oscuro, un conseguidor de la peor calaña, y, en su momento, fue encargado de negocios en Corea. Si alguien así viene aquí para tener un hijo, pues se le hace un hijo y no se ponen «peros», joder. No hay que darle muchas más vueltas.

—Pues ya me explicarás cómo.

—Te lo he dicho hace un buen rato: con esperma de un donante. Tiene un fenotipo muy común. No es difícil encontrar un donante que se le parezca.

—¿Sin decírselo? Eso es ilegal.

—Solo si se habla de ello. Si no, es un milagro.

—A veces me asustas, Celia. Parece que lo único que te ha enseñado tu paso por la policía es saltarte la ley.

—Si recuerdas la *Jungla de asfalto*, sucede al revés. —Celia se guarda un puñado de caramelos en el bolsillo de la bata—. Nunca te fíes de un policía, porque todos son capaces de cumplir la ley en cualquier momento.

—Algún día me tienes que contar bien esa historia de policías y mafiosos.

—Es larga. —Celia desenvuelve otro caramelo—. Muy resumida, llevé al límite mi vocación científica y ahora cumplo condena por ello.

—¿Qué clase de condena? —pregunta Ramón—. Y no comas tantos caramelos, que te vas a poner como una foca.

—Abandonar definitivamente la investigación para satisfacer los deseos reproductivos de la gente bien. —Celia se levanta dispuesta a irse—. Por cierto, ¿dices «foca» porque te parece más insultante o más fino que «vaca»?

Ramón no responde, pero se queda mirándola.

—No estarás pensando que yo... —titubea Celia.

—¿No tienes más síntomas? —se atreve a preguntar.

—No me he vuelto caníbal, tranquilo. Me va a venir la regla y tengo ganas de azúcar. Deberías saberlo.

—¿También debería saber cuándo te va a venir la regla? —inquiere con una sonrisa.

—No, tonto. Lo del azúcar.

—¿Y tú qué piensas sobre esos ataques caníbales? —quiere saber Ramón.

—Nada. Que la gente está fatal. —Saca otro papel de una carpeta—. Se me olvidaba esto. El otro informe que me pediste, el del señor de Neguri.

—No me digas que también es estéril.

—No tiene por qué, pero, antes de que me lo preguntes, sí, se puede tener los apellidos más largos que la cola de las células germinales.

Ramón se reclina en el sillón con aire divertido.

—Nada, que nos vas a llevar a la quiebra con esos análisis tan precisos y fulminantes.

—Te quejarás... Te recuerdo que soy yo la que consigue introducir las birrias de tus engominados clientes en un óvulo y hacer que la cosa prospere.

—Como el césped… —dice Ramón.

Celia le sonríe. Como doctora en Genética Humana, no es indiferente a las muestras de inteligencia de un ginecólogo raso.

—Voy a buscar a Juan Luis, que tenemos una fiesta infantil. —Se vuelve a levantar de la silla.

—Creo que se ha ido.

—¿Cómo que se ha ido? —Se le tuerce el gesto en un instante.

—No me hagas caso —dice Ramón con cara de odiar meter la pata.

Celia sale precipitadamente de la consulta y llama inquieta a Juan Luis, que siente horrores no haberla podido avisar antes, pero no ha parado un momento: le han metido cuatro mamografías urgentes para interpretar y luego se ha tenido que ir corriendo. También siente que al final no va a poder ir al cumpleaños de Olivia con su hijo pequeño, pero resulta que al crío se le ha aflojado esta mañana la ortodoncia. El ortodoncista les ha hecho un hueco, pero Sol tiene psiquiatra y más les vale a todos que no pierda la sesión, así que le tiene que llevar él. Le pide a Celia que no diga tonterías, que no es el peor psiquiatra de Madrid; su ex está mucho más tranquila desde que la trata este hombre.

Celia cuelga el teléfono con lágrimas en los ojos. En uno de ellos, debido a la vergüenza por sentir rabia y, en el otro, por la rabia misma. ¿Debería ser más comprensiva? Bastante tiene el pobre Juan Luis con pagar el psiquiatra de esa loca y la ortodoncia de un niño al que están haciendo creer que su boca es imperfecta para que encima hagan papiroflexia con su agenda. Tiene que apoyarle, está muy mal que sienta rabia. Apaga el ordenador como queriendo apagar su enfado y se quita la bata, pero, en lugar de colgarla en el perchero, la deja tirada en la silla. Le urge llamar a Marta para soltar unos cuantos improperios, que su amiga encuentra la mar de justificados, y para pedirle que la recoja con su coche. Después de jurarle que no la va a hacer esperar y que de verdad no ha tenido tiempo de comprar antes el regalo, quedan dentro de una hora en la puerta de una juguetería extranjera que han abierto hace muy poco. Al salir de la clínica, Celia se despide del joven recepcionista moldavo con un perfil apolíneo y unos espermatozoides como miuras. No es la primera vez que Celia lamenta no haberse guardado unos poquitos en el congelador.

Después de deambular como pollo sin cabeza por los pasillos de la juguetería, opta por un disfraz de princesa Disney, contrario a todo lo que defiende, pero no se ve capaz de escoger, en los veinte minutos que le quedan, un juguete didáctico, respetuoso con la salud mental y física de los niños —los que jugarán con él y los que lo han fabricado—, con todas las siglas identitarias posibles, con el medio ambiente y con las poblaciones locales. Va pasando las perchas hasta que encuentra la talla de Olivia y, confiando en el perdón de Gaia, descuelga un colorido disfraz envuelto en una funda de plástico transparente.

Marta la está esperando con su habitual buen humor, incrementado, si cabe, con la práctica del yoga y el consumo de infusiones de lejana procedencia.

—¡Anda, un disfraz de Jasmine! Le va a encantar. No lo tiene. Corre, sube.

A Celia le impresiona que su amiga haya reconocido el personaje a la velocidad de la luz y que le parezca una afortunada casualidad que todavía no forme parte del armario de su hija.

—Perdona que no lo haya envuelto.

Celia deja el disfraz en el asiento trasero, se pone el cinturón y hace un mal gesto a un todoterreno que no las ha dejado salir estando el semáforo en verde.

—¿Tú crees que a Olivia le importará? —insiste—. Es que lo tienes que envolver tú misma.

—Si tú nunca envuelves los regalos —se ríe Marta—. Siempre dices que es muy poco ecológico. Le recuerdas el deber de cuidar del planeta y ya está.

—Cumple siete años. Tanto como su deber… Y no sé si el mensaje es un poco contradictorio. ¿Cuántos disfraces tiene?

—Pues le dices lo que quieras o no le digas nada —concluye Marta.

Y aprovecha un semáforo para colocarse la melena rizada alrededor de sus carísimas gafas de sol mientras se mira en el retrovisor.

—¿Qué haces metiéndote en el centro? —pregunta Celia—. No me digas que aún no tienes la tarta. Pareces yo.

—Por supuesto que la tengo. Vamos a recoger al mago.

—¿No iba a ser un payaso? —pregunta Celia.

—Jacobo dice que a un mago le sacamos más partido, porque los mayores también se entretienen.

—Muy espabilado el padrino. A mí, si me ponéis un gintonic, no necesito más.

—No se puede beber alcohol en los espacios comunes —dice Marta.

—En el jardín, querrás decir. ¿O ya no hay ni verde?

—Un poco, pero no se puede pisar —sonríe.

Celia sabe que de lo que se ríe Marta es de su intransigencia, pero para Celia sigue siendo un misterio que a su amiga le guste vivir en un orbital periurbano y perihumano con muchas pistas de pádel y ninguna librería.

—¿Dónde vive el mago?

—En Lavapiés.

—¿Y en tu urbanización puede entrar gente de Lavapiés? Así, sin pasaporte.

—No empieces, por favor.

—¿Va a haber algún soltero o divorciado?

—¿Ya te has cansado de vivir con Juan Luis?

—Es como vivir con una Nespresso de oficina. —Celia suspira—. Cuando te quieres hacer un café, o le falta agua o le sobran cápsulas.

—Pues, chica, solteros no; es una fiesta infantil. Y divorciados, tampoco, que el cole de los niños es muy caro y nadie está para pagar dos casas.

—Uf. Para entrar en Guatepeor, no salgo de Guatemala.

—Deja que sean ellos los que salgan y entren. —Marta le guiña un ojo—. Haberlos, haylos con ganas de rollo.

—No quiero follar con un desconocido.

—Y eso ¿desde cuándo? —Marta vuelve la mirada hacia Celia.

—Desde que quiero ser madre.

2

Si el novio de Celia es como una cafetera, el marido de Marta es una navaja suiza. Un elegante apéndice en el que se encierran todas las funcionalidades que cualquier esposa puede requerir a lo largo de su vida matrimonial. Él solito ha sacado las mesas plegables del trastero, ha ido a comprar limas y limones para las jarras de agua y, justo ahora, está acabando de inflar a pulmón docenas de globos biodegradables que su madre trajo el pasado verano de San Juan de Luz para cuando hiciesen falta, como quien hace acopio de latas de atún. Una suerte, les dijo, porque eran las últimas docenas que quedaban en los colores de la paleta de Monet. Una vecina que trabaja como fotógrafa en una revista de decoración, además de proponer fundar un club de fans de la suegra de Marta, les ha sugerido formar un arco con los globos azul cobalto, amarillo cadmio y verde cromo para decorar la mesa de los niños, cubierta con un mantel en los mismos tonos, que ella ha prestado para la ocasión.

Una vez inflado el último globo, Ignacio se ha acercado a saludarlas, le ha dado un beso en los labios a su mujer y ha verbalizado su alegría por encontrarse con Celia. Ahora, va a ver cómo se las ingenia para montar el arco. A Celia le parece adorable que ni siquiera diga «el dichoso arco». Marta sugiere probar con los juncos que rescataron de aquel cabecero horrible que había en la casa cuando se mudaron y los dos se van hacia el trastero como un par de *boy scouts*. Es una delicia cómo en esa familia se concatenan las buenas voluntades para acabar obteniendo resultados asombrosos sin que a nadie se le manche la camisa de sudor. A diferencia de las que organiza Celia, que casi siempre están atravesadas por pequeños infortunios, las fiestas de Ignacio y Marta suelen transcurrir como la Navidad de *Mujercitas*. A Jacques-Henri Lartigue le hubiese encantado fotografiar la armonía con la que acontecen. Eso y los mercados convertidos en sala vip de aeropuerto arábigo, donde los nuevos residentes, endomingados con sus chándales de alta costura y aburridos ya de ostras, descubren a modo de epifanía que la mojama de Barbate marida igual de bien con el champán. ¿Se puede ser más dichoso? Aunque todo este montaje, más propio de una casa en la Provenza que de una urbanización madrileña de ladrillo visto, no tiene pinta de añadir nada a la felicidad de un niño normal. Los niños son horteras por naturaleza, amantes de los brillos, el plástico y los colores primarios. Tan horteras como el personaje que, de un salto más bien ridículo, se planta frente a Celia dándole un susto.

—Hola, comadre-ja. Ja, ja, ja.

—Ay, Ja-cobo —se queja Celia sin poder evitar el chiste—. ¿De dónde sales con esas pintas?

De pronto se da cuenta de que va vestido de capitán Jack Sparrow. El padrino de Olivia es un amigo de Ignacio con el que Celia se enrolló en la boda de Marta tras unas cuantas copas y al que ha tenido que decir «no» varias veces después de aquello. Un verdadero pirata, mucho menos divertido de lo que él cree, que presume de haberse forrado durante el estado de alarma gracias al avión comercial de su familia.

—No seas mala, que sabes que eso me pone mucho —dice mientras adelanta la pechera y obliga a Celia a dar un paso atrás—. Yo querría haberle montado a nuestra ahijada un barco pirata hinchable, pero la comunidad de vecinos no lo permite.

—Afortunadamente. ¿Qué dejaríamos para la boda?

—¿La nuestra? —Lanza un asqueroso beso al aire.

—Qué poca gracia tienes. La de Olivia. —Celia señala el montaje con la mirada—. Aunque esta fiesta ya es…

—Una cursilería —le susurra Jacobo al oído.

—En eso estamos de acuerdo.

Celia traga saliva al recordar los baldaquinos de chocolate que encargó la abuela de la niña para el bautizo; ella y Marta veían en aquellas figuritas perfectas moléculas de hemoglobina, lo que acabó desatando un encendido debate semiótico-espiritual en el convite.

—Los niños tienen que ser felices, aunque tengan que vivir en vecindarios —añade Jacobo—. Por cierto, estoy buscando casa por el norte, por si te enteras de algo. Me da igual dónde, pero con terreno, por favor.

—No me viene nada a la cabeza, discúlpame.

—El norte es precioso, hija, pero todo minifundios. Un horror.

—¿Tú no tenías un cortijo en Huelva?

—Sí, pero con el calor del último verano y la obsesión por los acuíferos, no hay quien pare por allí.

—Veo que ya aceptas el cambio climático.

Celia contiene a tiempo una pregunta irónica sobre la redondez de la Tierra. Es demasiado probable que la respuesta se desvíe a redondeces más obscenas.

—Chorradas —responde Jacobo con desdén—. Son ciclos. Lo dicen los científicos, pero acepto que estamos en uno chungo y no quiero dejarme la pasta en aire acondicionado.

Antes de que Celia entre al trapo, Marta aparece con el mago.

—Hola, Jacobo, ¿de qué vas vestido? —pregunta con cara de ligera desaprobación—. Te presento al mago. Roberto, ¿verdad? Jacobo es el padrino de Olivia y tú eres su regalo.

—Tío, no sabes la envidia que me das. —Jacobo le tiende la mano—. No te puedes ir de aquí sin enseñarme el truco ese de la carta que siempre vuelve al principio de la baraja. Sabes cuál digo, ¿no?

—Sí, pero no te lo puedo contar. La magia solo se revela entre magos.

—Bueno, pero, como soy el que te paga, a mí me lo cuentas.

Jacobo le propina un golpetazo en la espalda capaz de desprender las ventosas del cefalópodo más adherido y se lo lleva pasándole un brazo por los hombros a una especie de camerino improvisado en uno de esos habitáculos con mesa de ping-pong, supuestamente compartidos por todos los vecinos, pero que nunca se comparten; tan solo se utilizan por turnos.

—¿Cómo lo soportas? —pregunta Celia.

—No lo soporto —dice Marta.

—¿Y Ignacio? Con lo sensato que es tu marido. Te juro que no entiendo esa amistad.

Marta se encoge de hombros.

—Son amigos del colegio.

—¿Y por qué lo hicisteis padrino de la pobre Olivia?

—Porque está forrado. —Marta se ríe—. Es un gilipollas, pero...

—Hasta que tenga hijos propios.

—Dudo que eso ocurra. ¿Te lo imaginas casado?

—Cosas más raras se han visto —responde Celia—. De todas formas, con lo buena gente que sois, cómo podéis ser tan calculadores.

—Ya que lo mencionas, vamos a hacer alguna foto antes de que Olivia se manche. Si es que estamos a tiempo... Oliiiviaaa —grita con las manos alrededor de la boca.

—Pero si aún no han llegado los niños.

—Querida, soy calculadora, como acabas de descubrir. Todos los padres que van a venir tienen seguro de reembolso y yo, un laboratorio de análisis clínicos. ¿Comprendes?

—¿Insinúas que, si salís divinos en las redes sociales, escogerán tu clínica para analizar sus fluidos?

—*Voilà.*

Celia se agacha y abre los brazos al ver a su ahijada correr hacia ella.

—¿Cómo está mi cumpleañera?

—¿Qué me has traído?

Marta acaricia la cabeza de su hija.

—No seas interesadilla.

Celia y la niña se ríen y Celia le da su regalo.

—¡Un disfraz de Jasmine! Gracias, gracias, gracias. Eres la mejor madrina del mundo.

Celia se agacha de nuevo para que la niña pueda abrazarla y llenarle las mejillas de babas.

—Menuda fiesta chula.

La niña mira hacia la mesa de la merienda sin mostrar especial entusiasmo.

—Mami, ¿no hay Coca-Cola?

—Sí, pero la sacamos después de las fotos y solo un vasito. Vais a comer muchas porquerías y no pienso dejar que os hinchéis a refrescos.

—Jooo. Quiero Coca-Cola. Es mi cumple. Y no me voy a hacer fotos.

—No empecemos, Olivia, por favor.

—Anda, ponte el traje de Jasmine —le dice Celia al oído—, hazte una foto muuuy sonriente con tus padres y luego te doy un gran vaso de Coca-Cola a escondidas.

La niña abre la boca en un gesto a caballo entre la felicidad y el secreto de Estado y sale corriendo con el disfraz en la mano.

—Joder, se me ha olvidado la piñata en el laboratorio.

Marta mira la hora en un espantoso reloj de pulsera, que también vigila la salud, y resopla claramente contrariada.

—Ya no hay tiempo —dice—. ¡Qué putada!

—¿Tienes las chuches aquí? —pregunta Celia.

—Sí, claro. —Marta se acerca a una de las bolsas que hay junto a la mesa.

—Ponlas en un par de platitos, aunque rompan la línea cromática, y a correr.

—Eso tendré que hacer —resuelve Marta—, pero es una pena, porque les encanta el rollo de la piñata.

—Yo las odiaba de niña. Son como los helicópteros de ayuda humanitaria: el reparto nunca es justo.

—En todo caso, no tenemos piñata. —Marta empieza a sacar paquetes de golosinas. Celia coge de la mesa un par de platos de cartón y escruta la merienda.

—Imagino que has pensado en las alergias —dice.

—Por supuesto. Soy una profesional.

La niña aparece con su disfraz encima de la ropa.

—¿Me abrocháis?

—Espera, Olivia —dice su madre—, primero una foto con el vestido que te ha comprado la abuela. Luego te lo pones.

La niña mira a Celia con cara de estar dudando entre el quejido o el exabrupto.

—Deja que se disfrace, mujer —rebate Celia—. ¿A que luego te harás otra foto con el vestido ese precioso que llevabas?

La niña asiente y hace lo posible por sujetarse bien el pelo con las manitas mientras Celia le sube la cremallera. Marta le da un suave cachete en el trasero.

—Hala, ve a buscar a papá para las fotos.

Ignacio está acabando de montar el arco de globos cuando Olivia se le echa encima y uno de los juncos sale disparado hacia su cara. A pesar de los gritos, propios de un cochino en pleno degüello, Ignacio no se altera y la mantiene bien sujeta hasta que llega su mujer y le echa agua sobre la cara.

—Ya está, mi amor —dice Marta mientras observa la herida—. No ha sido nada.

—¿Cómo que no ha sido nada? —objeta Ignacio—. No le digas eso a la niña, porque no es verdad.

—Tiene razón —interviene Celia—. Así se fomenta el masoquismo.

—Tonterías —les corta sin parecer en absoluto molesta—. ¿Verdad, hija, que mami sabe cuándo es grave y cuándo no?

La niña asiente sin dejar de llorar.

—¡Pero mira cómo tiene Ignacio la camisa! —insiste Celia sin mencionar la palabra «sangre».

Marta mira a su marido disimulando un respingo y vuelve a prestar atención a la herida de su hija.

—Tiene un buen rasguño, pero ha habido suerte, porque no ha llegado al ojo. Ve a cambiarte la camisa, cariño —le dice a Ignacio—. Y tráeme la Cristalmina, por favor.

—Quistalmina nooo —protesta Olivia entre llantos—. Pica mucho.

—Qué va a picar, hija. —Marta le da un beso en la frente—. Ayyy, te has puesto perdido el disfraz. Tendrás que quitártelo para las fotos.

—Aquí tienes la Cristalmina. —Ignacio abre un pequeño neceser.

—¿Tenías un botiquín aquí abajo? —pregunta Celia fascinada.

—Hay que ser previsor. —Entrega el botecillo a su mujer—. Subo a cambiarme.

La sombra de un pirata se proyecta sobre el suelo. Parece la del capitán Garfio, pero es el capitán Jack Sparrow que, con los brazos en jarras, mira fijamente la frente sangrante de la niña.

—Tranquila, princesa, que no vamos a necesitar la Cristalmina. —Y cogiendo a su ahijada en brazos le succiona la herida hasta que esta deja de sangrar y la niña deja de llorar.

—Jacobo, por Dios, que no le ha picado una víbora. —Marta arranca a su hija de los brazos del pirata y Olivia se vuelve a echar a llorar.

El mago, que estaba junto al pirata, le hace el truco de las esponjitas y le saca un chupachús de la oreja. Así consigue que se calme lo suficiente para recibir el chorro de Cristalmina que Marta le echa en la frente. Cualquiera diría que lo que en verdad quiere eliminar son las babas de Jacobo.

Por arte de magia, de la de verdad, cuando la vecina aparece con una cámara profesional, Marta, Olivia e Ignacio posan limpios y sonrientes bajo el arco de globos perfectamente recompuesto.

Los niños empiezan a llegar acompañados por sus padres y madres. Marta aparece con dos vasos de agua con hielo y le da uno a Celia.

—Toma, anda. Lo vamos a necesitar.

Celia da un sorbo y se pone a toser.

—Pero si esto es...

Marta se lleva un dedo a los labios pidiendo discreción y le guiña un ojo.

El arco de globos sobre el mantel de Laura Ashley hace de improvisado *photocall* en el que todas las madres reclaman una foto de familia, en particular las que van vestidas igual que sus hijas. Hasta un padre peinado con esmero lleva una camisa de cuadritos en rojo y azul marino idéntica a la de su hijo Román. A nuestro idioma le falta un adjetivo intermedio entre lo cursi y lo obsceno.

Las familias nucleares se van sucediendo ante la cámara de la abnegada vecina y de una batería de iPhones que registran generosamente la felicidad de los demás. Dentro de un rato, sin ni siquiera sospecharlo, este simpático clúster de papis y mamis contribuirá al calentamiento global con su frenético envío de imágenes por internet.

Ignacio y Jacobo hacen de cabestros para reunir a los niños alrededor de la mesa. Una vez sentadas, las criaturas se abalanzan como gorriones sobre las medianoches y las patatas fritas, pinchando un par de globos vascofranceses sin querer.

A partir del tercer pinchazo, se establece una competición olímpica con los palillos de las brochetas de mozzarella y tomate cherri. Tras reventar el último globo, los niños inician una amistosa contienda con los tomates y las bolitas de queso como munición.

Celia se plantea hacer cuanto antes un cursillo de exorcismo online, pero, al ver que los padres no parecen percatarse de que sus hijos han sido poseídos por el Maligno, se pregunta si en ese jardín comunitario no estarán conviviendo vivos y muertos, sin tener muy claro en qué lado está ella. En cuanto Marta aparece con otro par de gin-tonics sale de dudas.

—¿A que tienes sed? —pregunta su amiga.

—Estoy flipando. —Mira el interior del vaso decorado con conejitos vestidos en tonos pastel—. ¿Por qué no le has puesto unas rodajitas de esa lima tan rica que has echado al agua de los niños?

—Más bien tendría que haberles echado un chorrito de ginebra a ellos. —Marta mira a los niños—. Estarían más tranquilos. Nosotras tenemos que disimular; ya te dije que está prohibidísimo beber aquí.

—Pero si esta gente no se entera de nada. —Celia observa a los invitados.

—Y por eso mismo bebemos. Me refiero a los vecinos. Hay unos cuantos pegados a la ventana. —Levanta la vista—. Ven, vamos a hablar con esa pareja, que está muy sola.

—Qué necesidad. Se los ve muy a gusto.

—No lo creo. Él está liado con aquella rubia que no para de comer chuches.

Una mujer con un vestido rosa muy corto y con mucho vuelo parece integrarse divinamente con los niños mientras mastica gominolas sin cerrar ni la boca ni los ojos.

—Madre mía —dice Celia horrorizada—, es como Baby Jane. Ponle un copazo, que les va a dejar sin chuches a los niños.

—Mejor —responde Marta—. Que coman hummus con zanahorias, que es más sano.

—Lo llevas claro.

—Anda, vamos. —Agarra a Celia del brazo y la arrastra hasta la pareja.

Lo que de lejos parecía una animada charla, resulta ser una tensa discusión camuflada tras el sonreír propio de las hienas.

—Tú, si quieres, te tiras por un barranco, pero a los niños no te los llevas y punto —afirma la mujer.

—Eres una histérica. ¿Qué les va a pasar? Además, ya se lo he prometido.

—Me importa un rábano.

—Qué mayores están todos, ¿verdad? —interrumpe Marta—. ¡Cómo pasa el tiempo de rápido! ¿Os traigo algo de beber?

—A este le traes un vasito de leche, que es lo que le corresponde por edad mental.

—Y a ti una tila, entonces —dice el marido.

Marta se va a por unas bebidas y abandona a Celia en la arena del circo. Al instante llega una niña al trote con el pelo lleno de chicle.

—Papi, ¿le has dicho ya a mamá que vamos a tirarnos en paracaídas?

—En parapente, chiquitina —corrige el padre.

—Ni lo uno ni lo otro —corta la mujer—. ¿Se puede saber quién te ha pegado eso en el pelo?

La madre escanea al grupo de niños con mirada de sheriff mientras se pone a escarbar en la melena de su hija consiguiendo solo que también a ella se le peguen los dedos.

—No sé —dice la niña—. Esa señora tan simpática nos ha enseñado a hacer pompas. —Señala a la amiga de su padre—. Jo, mami… Papi nos lo ha prometido.

—Pues mal hecho por su parte, porque es muy peligroso —concluye la madre—. ¿La mamá de Román os ha enseñado a hacer pompas? Otra con grandes ideas.

—No digas tonterías —salta su marido—. ¿O también es peligroso hacer globos de chicle? Lo que no es normal es que una niña de siete años lleve el pelo hasta la cintura.

—Pues ya puedes estar contento —responde la madre, que cada vez da tirones más fuertes al pelo de su hija—, porque va a haber que cortárselo.

—Ayyy —protesta la niña—. Me haces daño.

—¡A la porra la comunión! —solloza la madre.

—¿Qué comunión? —pregunta el marido.

—No me pienso cortar el pelo —lloriquea la niña—, solo si monto en parapente.

—Pues la de la niña —dice la mujer—. ¿Cuál va a ser?

—¿Pero eso no es dentro de dos años?

—¿Y crees que en dos años le va a crecer lo suficiente?

—Lo suficiente ¿para qué? —insiste el padre—. Para tardar una hora en secárselo cuando sale de natación.

—Para hacerle un recogido decente —responde la madre al borde del sollozo—. Que no te enteras de nada.

Celia, que no ha abierto la boca más que para tomar aire de vez en cuando, se pregunta a qué llamará esta pobre mujer «no enterarse de nada». Ignacio y Marta aparecen en ese momento con refrescos para todos.

—Uy, Claudia —Marta se dirige a la niña y le levanta un mechón por la punta—, ¿qué te ha pasado en el pelo, bonita?

—Que habrá que cortárselo al dos —contesta la madre por ella.

—¡Qué tontería! —dice Marta mientras le inspecciona el pelo sin tocarlo mucho—. Esto se va con aceite de oliva. Ignacio, cariño, bájate una botella, porfa.

—¿Traigo de paso la tarta?

Marta asiente con el agradecimiento de una buena jefa.

—Te acompaño —se ofrece Celia—. Vaya amigos os echáis —comenta de camino.

—Tampoco son íntimos. —Ignacio abre el portal—. Cuando tienes hijos, dejas de elegir a tus amistades.

—No me digas eso. —Celia exagera la angustia.

Ignacio se ríe.

—De todas formas, cada uno es como es —dice con mucha flema—. Hay que respetarlo. Por cierto, ¿cómo está Juan Luis? Qué pena que no haya podido venir con el crío.

—Está bien, pero tiene mucho lío.

Ignacio sale del ascensor mirando a Celia con cara de circunstancias.

—Al menos, trabajáis juntos algunos días. ¿Sigues contenta en la clínica?

Ignacio saca un llavero de piel y acero del bolsillo de sus pantalones de pinzas y abre la puerta de servicio.

—Pues, mira, más que antes. Ya he asumido que la investigación es una etapa cerrada de mi vida y, al menos, continúo en contacto con la genética.

La cocina de Marta es tan moderna que cuesta inferir cómo se abre un grifo o se enciende un fuego. Por supuesto, hay eso que llaman isla, que no es otra cosa que un mamotreto en todo el medio con el que uno no para de darse golpes. Mientras Ignacio saca de la nevera una tarta irisada de tres pisos con un unicornio en la cúspide, Celia agarra una botella de aceite que ve en el centro de la isla. Ignacio deposita la tarta también ahí y le quita a Celia la botella de las manos. Ambas cosas las hace sin el menor atisbo de brusquedad.

—Voy a buscar otro aceite —dice Ignacio con mucha amabilidad—. Este es de primera presión y no creo que haga falta tanto.

A Celia le da un poco de apuro no haberse fijado.

—¡Qué tarta más mona!

—La hemos encargado a unas monjas de Segovia.

—¿Hasta Segovia os habéis ido a por la tarta? —pregunta sin demasiada sorpresa.

—No, mujer —responde Ignacio—. Los conventos también tienen internet.

—Qué modernas las monjas. Y el unicornio es supergay. Me encanta.

Ignacio aprovecha para vaciar el lavavajillas mientras Celia coge unos pistachos y se sube a un taburete, como si fuera una gallina.

—Antes solo vendían rosquillas —cuenta Ignacio—, pero tuvieron que arreglar el tejado y empezaron a hacer tartas por encargo. Por las de boda, me parece que te soplan mil euros.

—¡Ya pueden estar buenas!

—Yo no creo que coma. —Ignacio se da un par de palmadas en el vientre, bastante liso para su edad.

Una vez abajo, y tras conseguir reunir de nuevo a los niños, Olivia sopla las velas y la mitad de los progenitores se une a un desafinado «Cumpleaños feliz». La otra mitad lo graba en vídeo. Ignacio y Marta se coordinan para repartir la tarta. Algunos adultos la devoran como si no hubieran comido en dos meses. Otras la esturrean por el plato aparentando haber comido algo. Una pena, al precio que está la nata de monja. Cuando Marta sirve el último trozo, la mirada de Ignacio se vuelve algo ovina.

—No me hubiera importado probarla.

—Tú y yo no comemos dulces, Ignacio —resuelve Marta sin que parezca importarle el comentario de su marido.

—Habla por ti.

Marta rebaña los restos del cuchillo con un dedo que, a continuación, introduce en la boca de Ignacio.

—Hala, ya la has probado.

—Si tú lo dices.

A lo lejos, la rubia del vestido rosa administra cucharadas de tarta a Jacobo entre risas. Mientras, los padres de Claudia despegan los últimos restos de chicle con servilletas empapadas en aceite sin intercambiar palabra. Ninguno de los dos quita ojo a la histriónica pareja. Los niños juegan al suelo es lava, una versión moderna de alturitas, expandiéndose como los gases por todo el espacio mientras suben y bajan montículos, incluido algún bolso de Longchamp, aullando de excitación.

A Celia se le ocurre que este es un buen momento para la magia. Saca el móvil de un bolsillo trasero del pantalón para comprobar la hora y se encuentra con un montón de llamadas perdidas de Marilia, la chica que cuida de su madre, y un audio de seis minutos. Su madre le habrá pedido a la pobre que le prepare unos huevos Benedict o que le compre una marca de ginebra imposible de encontrar en ningún supermercado. ¡Qué lata da! Antes de avisar al mago, se aparta para escuchar el mensaje.

Resulta que han tenido que ingresar a la madre. Creen que puede ser un ictus, pero no están seguros. Todo empezó después de la siesta. Ya sabe Celia que la señora no sale sin maquillar, y que le dedica su tiempecito. Pues dejó su cuarto únicamente con el lado derecho de la cara maquillado. No se imagina la impresión. Parecía que se había vuelto loca. El ojo perfectito, con su raya, su rímel y su sombra verde, pero un ojito, no más. Los labios, ay, Dios, bien pintaditos del lado derecho, y un borrón en la parte izquierda, como si no se viera ese lado en el espejo. Un adefesio, con perdón por la señora. Celia empieza a desesperarse con tantos prolegómenos y acelera la velocidad de reproducción del audio. Con una voz mucho más chillona, Marilia le sigue contando cómo su madre no veía el desastre en el espejo y pretendía que ella era la loca. Menos mal que se derramó el café en la blusa y que casi no podía arrastrar la pierna izquierda, pues gracias a eso accedió a ir al hospital en lugar de acudir a su partida de *bridge*. A punto estuvo Marilia de hacerle cambiar la blusa y de limpiarle la cara, pero como ella ya había tenido la experiencia con su papá, que en paz descanse, se llevó a la señora, espera que la perdone, con esas pintas. El caso es que en el hospital —Celia vuelve a ralentizar el audio— las hicieron esperar mucho rato para acabar diciéndoles que lo sentían, pero que estaban desbordados. Las mandaron a otro por su propio pie. Marilia no pudo discutir nada con el doctor que las atendió —Celia sospecha que ni siquiera sería un doctor—. El caso es que a su madre se le antojó parar de camino en una cafetería y ya se imaginará Celia que lo que la señora quería no era precisamente un café. Celia acelera de nuevo, pero, en cuanto Marilia se echa a llorar, vuelve a poner el audio a velocidad normal. Le jura que la peleó con todas sus fuerzas, con gritos y todo en medio de la calle, pero Celia ya sabe lo terca que es la señora, así que entraron a la cafetería y, cuando se estaba terminando su digestivo, se desvaneció. No le cuenta cómo le ha quedado la blusa a la señora entre el café derramado en la casa y el licor. Celia interrumpe la escucha y llama a Marilia, que le vuelve a contar exactamente lo mismo. Al final consigue saber dónde está ingresada. En un hospital concertado con mejor catering que atención sanitaria.

Celia pone al tanto a Marta y a Ignacio, que insisten en llevarla al hospital, pero ella no puede consentir que dejen la fiesta de su ahijada en manos de tanto psicópata. Los tres están de acuerdo en que no tiene sentido llamar a Juan Luis para que venga a recogerla. Hay que ir cuanto antes.

—Que te lleve Jacobo en su moto —propone Marta, y lo busca con la mirada.

—No creo que quiera perderse al mago —dice Celia.

—Que se aguante.

—No es tan desaprensivo, chicas —objeta Ignacio—. Seguro que lo hace encantado.

Jacobo está hablando animadamente con el padre de Claudia. Como este lleva una camisa blanca y un jersey de pico rojo sobre los hombros, parecen dos figuritas de Playmobil: el casaca roja de la infantería británica y el pirata. En cuanto Marta se les acerca, Jacobo tarda poco en estrechar la mano de su contrincante y dirigirse al trote hacia Celia, a la que propina un inesperado azote en el culo.

—Vamos, reina, que te llevo a toda vela.

La moto está aparcada en medio de la calle, con dos cojones.

—¿A que es guapa mi burra?

Si hay algo que a Celia le produce especial vergüenza ajena es un pijo haciéndose el macarra.

Jacobo saca un par de cascos del asiento, aunque más bien parecen sacados de un cómic antiguo, le da uno a Celia y guarda el gorro pirata y el parche en su lugar.

—Últimamente la llamo «la grasas» —Jacobo se sube a la grupa—, porque me pierde aceite la cabrona. Toma.

Jacobo le encasqueta el florete.

—¿Por qué no lo dejas aquí? —pregunta Celia.

—Porque me quedaría sin él.

—Es de los chinos. —Celia no da crédito.

—No te cuesta nada llevarlo. —Jacobo arranca la moto—. No quiero que se me descabale el disfraz.

Si Jacobo no le gusta, las motos todavía menos. Y una que pierde aceite le produce aún mayor desazón. Culebrean a toda velocidad entre los coches y Celia no puede evitar preguntarse si sus órganos quedarían servibles para trasplantes en caso de accidente, porque el casco le queda bastante grande.

Una vez en el hospital, Celia reconoce para sus adentros que, gracias al absoluto desprecio de Jacobo por las normas, no solo han llegado en un tiempo récord, sino que se han saltado todos los procedimientos oficiales de admisión. Con su pericia de motero, la conduce hasta unas escaleras de uso exclusivo para el personal. Por alguna razón, sabe que este hospital no tiene unidad de ictus y que la UCI se encuentra en la séptima planta. Mientras Celia trata de evitar que la ingresen junto a su madre, parándose unos segundos de vez en cuando a respirar, Jacobo sube los escalones de dos en dos, blandiendo el florete delante de ella, y se ofrece a cada rato a llevarla en volandas. Celia está a punto de flaquear en el quinto piso, pero, en cuanto su cerebro vuelve a recibir oxígeno, desestima la idea.

Ya arriba, se asoma al ojo de buey. Detrás de un montón de cuerpos casi inertes tumbados en camas blanquísimas y enchufados a montones de máquinas y bolsas de sangre, identifica a su madre, que parece un retrato de Picasso en medio de un desván. Un tipo en bata blanca acapara su campo visual y la puerta del ojo de buey se le abre literalmente en las narices.

—No puede estar aquí.

—Disculpe, pero mi madre está ahí dentro.

—Las visitas son a las once y a las siete. Tiene que esperar a mañana.

Sin que Celia lo haya visto venir, la punta del florete levanta la papada del joven enfermero que pone cara de pánico.

—Mi querido Vicente, déjanos pasar. —Jacobo mantiene la amenaza hasta que el adversario lo reconoce.

—Coño, Jacobo —el enfermero se seca la frente con la manga de la bata—, no puedes ir por ahí dando estos sustos.

—¿A que estoy auténtico?

—Ya te digo, pero ¿qué haces hoy aquí? Me tienes que avisar antes —mira de reojo—, estoy de casualidad; no me tocaba guardia, pero…

—Tranquilo, tío —interrumpe Jacobo—, la madre de mi amiga está ahí dentro —señala la puerta con el florete— y le gustaría entrar a verla.

El enfermero observa a Celia de la cabeza a los pies con un aire de extrañeza que, sin embargo, no parece producirle el atuendo de Jacobo. Parpadea varias veces y por fin se pronuncia.

—¿Cómo se llama tu madre?

Celia se lo dice y le pide encarecidamente que le deje hablar con un médico. Jacobo asiente todo ese tiempo con una mano apoyada en el hombro de Vicente y la mirada puesta en el ojo de buey.

—Dejadme buscar su historial —el enfermero abre la puerta abatible de la UCI—, la doctora está localizable para urgencias, pero no se pasará hasta mañana.

—¿No hay un médico permanentemente? —pregunta Celia espantada—. No deberían llamarse cuidados intensivos, entonces.

—A mí me lo vas a decir —responde antes de entrar.

El enfermero sale al cabo de unos minutos con unos papeles en la mano y, a medida que descifra lo que lee, se lo va relatando a Celia. La clínica de su madre hace pensar que ha sufrido un ictus, pero la han atendido muy tarde. Es muy posible que los primeros síntomas aparecieran temprano, así que no se puede hacer mucho. Mañana por la mañana le harán un TAC. Ahora no hay radiólogo, porque uno de los dos está de baja prolongada y no acaban de sustituirlo. La doctora podrá darle más detalles mañana en la visita de las once. Le da unas calzas y una bata desechables y le pide a Jacobo que espere fuera, a lo que este no pone muy buena cara.

A Celia le impresiona ver a su madre conectada a tanto aparato, sedada e intubada. Cualquiera hubiera jurado que había soñado con ese estado más de una vez. El único que puede asegurarle que no va a meterse con ella durante un buen rato. Sin embargo, algo en la madre resulta inquietante más allá de su salud. Sin más ropa que el montón de joyas que siempre lleva y medio rostro emplastado de pintura, parece una diosa egipcia con algún poder macabro por aflorar en cualquier momento.

Pide a Vicente algo con lo que limpiarle el maquillaje sin quitar ojo al conteo de las pulsaciones. Comprueba el flujo del gotero, pese a no tener ni idea de lo rápido o lento que este debe correr, y revisa obsesivamente esa pinza de plástico gris que por arte de birlibirloque mide la concentración de oxígeno en la sangre. Antes del COVID nadie sabía que eso se llama pulsioxímetro. Ahora es una palabra más. Vicente aparece con un rollo de papel y le señala el lavabo situado en un rincón.

—¿No tenéis otra cosa?

—Esto es lo que te puedo dar.

A Celia le parece increíble que la tengan así, pero se calla. Al lado de no tener un médico pendiente o de no hacer un TAC hasta un día después del ataque, intubar a una mujer con las joyas puestas y media cara maquillada como una cabaretera no parece el peor de los pecados. Celia se acerca al lavabo y vuelve junto a su madre con un trozo de papel bien empapado. Intenta limpiarle el ojo, pero se arrepiente de inmediato. Mañana traerá toallitas desmaquillantes. Le quita el único pendiente que llevaba puesto, los anillos y las pulseras. No se atreve con el collar de perlas y la cadena con la Virgen de Fátima para no liarla con el respirador. Le aprieta la mano, que es lo que suele hacerse en estos casos, y huye de ese espacio grotesco fijándose en la cantidad de gente que está recibiendo transfusiones. Se pregunta si habrá explotado una bomba o si todos habrán sufrido un accidente en patinete. A la salida, no encuentra ni a Jacobo ni a su amigo, el enfermero. Arroja la bata y las calzas al cubo que hay debajo de un cartel que pone ¡¡¡SOLO BATAS Y CALZAS!!!

En el ascensor consulta el móvil y le complace encontrar varias llamadas de Juan Luis. También un wasap adornado con una generosa cantidad de corazones y copas de vino en el que anuncia que la espera en casa. Hubiese canjeado unos cuantos corazones por el ofrecimiento de recogerla.

El ascensor se va parando en cada planta. Le da tiempo a leer los mensajes de Marta que incluyen unas cuantas fotos de la fiesta, unos cuantos besos y preguntas muy concretas acerca de su madre.

—¿Celia?

Al oír su nombre levanta la vista. Un hombre bajito, con gafas y bigote, la mira sonriente.

—¡Anselmo! ¿Será posible?

Se funden en un efusivo abrazo.

—¿Qué haces tú por aquí? —pregunta Anselmo Enciso—. No me digas que trabajas en este hospital…

—Qué va. Y, visto lo visto, me alegro de no hacerlo. ¡Vaya vergüenza de sitio! Mi madre está ingresada en la UCI con todo el joyerío puesto. Supuestamente con un ictus, pero no hay ni médico. Bueno, ahora mismo, nadie.

Una mujer en pijama sanitario interviene.

—¿Cómo que nadie?

A Celia le da apuro delatar a Vicente, puesto que a fin de cuentas le ha dejado ver a su madre fuera de hora.

—Quiero decir que solo hay un enfermero y si tiene que salir al baño, por ejemplo, la UCI se queda sola.

La mujer chasca la lengua. Enciso la mira atentamente. Aprieta el brazo de Celia y dice:

—Siento mucho lo de tu madre. ¿Tienes tiempo para una cerveza? Justo tenía pensado llamarte uno de estos días.

—Ay, me encantaría, pero me esperan a cenar en casa. —Salen juntos del ascensor en la planta baja—. Quedemos otro día.

—Mañana mismo si quieres. ¿Te apetece que vayamos a comer unos caracoles?

—Por supuesto —dice Celia—. A todas estas, ¿qué haces tú aquí?

—Mañana te cuento.

Se despiden y Celia coge un taxi para llegar cuanto antes a la casa que, desde hace poco más de un año, comparte con Juan Luis. El inspector Enciso era el jefe de Celia cuando ella trabajaba en la policía científica. Al principio se llevaban fatal. Enciso era un trepa que no tenía ni idea de llevar el laboratorio de ADN que dirigía, pero pronto se aliaron para resolver un caso lleno de complicaciones y sellaron su amistad comiendo caracoles en un bar del Rastro.

Celia llega a casa y abre la puerta, pero nadie acude a darle la bienvenida. Al menos, huele divino y suena el aria más famosa de *Madame Butterfly*. Desde que viven juntos, Celia no puede negar que su hogar ha ganado una estrella. A Juan Luis le gusta cocinar y sobre todo le gusta que sus hijos coman bien cuando están con él y su ex no puede darle consejos nutricionales. El pequeño solo come verduras si su padre se las hace al horno con una salsa de mantequilla francamente deliciosa. Celia es de las pocas personas que ha conseguido engordar un par de kilos desde que come puerros. Si a esa vocación culinaria añadimos que a Juan Luis le encanta la ópera y las luces indirectas, el resultado es que su casa se convierte por las noches en una encantadora localización de cine independiente neoyorquino.

—Anda, ¿ya habéis cenado? —pregunta al entrar en la cocina.

—Como no contestabas a mis mensajes, llamé a Marta y me contó todo. Cuánto lo siento, nenita —dice.

—¿Por qué no me habéis esperado?

—No sabía a qué hora ibas a llegar. ¿Tienes hambre?

Juan Luis deja de meter platos en el lavavajillas y abre la nevera para sacar un huevo, un papel de charcutería y un calabacín empezado.

—¿Cómo está tu madre? —pregunta mientras casca el huevo sobre un plato hondo.

—Mal. No me hagas una tortilla. Quiero de eso que huele tan bien.

—Canelones de oca, pero no quedan, nenita, lo siento. Los niños estaban muertos de hambre y no sabíamos nada de ti...

—Estaba en una UCI sin poder mirar el móvil.

—Te los hago cuando quieras, no te enfades. —Empieza a batir el huevo—. Ya verás qué rica, te la voy a hacer con tropezones.

—Te he dicho que no quiero una tortilla.

—No seas tonta, algo tendrás que cenar.

—Eso se te podía haber ocurrido hace un rato. —Celia coge una manzana del frutero y la lava—. ¿Y los niños?

—En la cama.

Juan Luis corta en taquitos un resto de jamón y el final de un calabacín. Echa los tacos al huevo batido y cuaja la tortilla.

—Cuéntame de tu madre —repite Juan Luis—. ¿Qué te han dicho?

—No sé mucho. —Celia da un mordisco a la manzana—. No he podido hablar con ningún médico. Ni siquiera le han hecho todavía un TAC. No había radiólogo de guardia.

—¿De verdad? Es increíble. —Pone la tortilla en la mesa—. ¿Quieres pan?

Celia aparta el plato.

—He dicho que no quería tortilla.

—No seas infantil. —Juan Luis le vuelve a acercar el plato y saca un tenedor del cajón.

—Ser infantil es no compartir tu comida. —Celia muerde la manzana con fuerza.

—Entiendo que estés nerviosa, pero yo no tengo la culpa. He estado pendiente de ti, te he preparado lo que podía hacerse más deprisa en cuanto has entrado por la puerta. ¿Qué más quieres?

—No tengas morro. Me has dejado colgada en la fiesta de mi ahijada, no has aparecido por el hospital para ponerte a hacer unos canelones ¿de oca? que ni siquiera voy a tener el gusto de probar y ahora pretendes que me trague tus sobras disimuladas con huevo —levanta la voz—. Vas listo. —Celia tira lo que queda de manzana a la basura—. Me voy a dormir. Estoy muerta.

Celia sueña que Jacobo le está dando de comer a su madre canelones de oca en el hospital. Ella intenta advertirle que no puede comer, que tiene un respirador puesto. Entonces aparece el hijo de Juan Luis llorando con un globo amarillo cadmio en la mano diciendo que esos canelones eran para su madre. Una doctora con un vestido rosa echa a todos de la UCI. Al salir, Celia reconoce al mago, que recibe una transfusión en una cama. Se despierta empapada de sudor.

Son las cuatro de la madrugada. Al cambiar de postura se encuentra con el tobillo de Juan Luis. Cómo es posible que nunca se le remangue el pantalón del pijama. Sin saber muy bien por qué, le da un beso en la comisura de los labios. A estas horas ya pincha y eso la reconforta. La ayuda a confirmar que hay un hombre a su lado. Juan Luis la abraza y, sin mediar palabra, la besa en la boca. El aliento ha tenido momentos mejores, pero el hecho de que no se queje por haberle despertado y que parezca dispuesto a compartir una magnífica erección le hace pasar página al episodio de los canelones. Celia, como acostumbra cuando el amor toca a su puerta en mitad de la noche, se quita solo una pernera del pijama. No tardan en acoplar el ritmo, como los buenos palmeros, pero nada más conseguirlo salta una especie de detector de incendios en forma de grito infantil.

—Paaapiiiiii. He devuelto.

Juan Luis sale de Celia como el corcho de una botella de champán. En realidad, desde que ella dejó de hormonarse, porque no le apetecía cargar con el hecho de que él no quisiera tener más hijos, Juan Luis suele practicar el sexo con descorche.

—Ya voy, chiquitín —avisa Juan Luis.

—¿Adónde vas a ir así? —Celia se pone el pantalón del pijama y se levanta de la cama—. Ya voy yo.

El pequeño está sentado en su cama haciendo pucheros. Su hermana duerme plácidamente en la cama de al lado.

—Quiero que venga mi papá.

—Ahora viene, Mateo. —Celia le da la mano para salir de la cama—. ¿Vamos cambiando el pijama?

Celia saca un pijama limpio del cajón y conduce al niño al cuarto de baño encendiendo las mínimas luces posibles.

—¿Cuántos canelones te comiste anoche? —le pregunta mientras le ayuda a desnudarse—. ¿Te duele la tripa?

El niño niega con la cabeza y se queda mirando el pijama que le da Celia.

—Este no me gusta.

—¿Qué más da uno que otro? —Le acaricia la cabeza—. Es muy tarde y hay que volver a la cama.

—Quiero el de dinosaurios. —El niño da una patada al suelo.

—Si a ti te encanta Spiderman. —Celia le introduce la parte de arriba por la cabeza—. Anda, póntelo, que vas a coger frío.

—No lo quiero. —El niño se la quita con determinación y la tira al suelo.

—Está bien. —Celia recoge el pijama—. Te traigo el de dinosaurios. Ve haciendo pis.

Cuando los dos vuelven a la habitación, se encuentran a Juan Luis cambiando las sábanas. Su hijo se le abraza a una pierna.

—Quiero dormir contigo.

Juan Luis mira a Celia y esta se encoge de hombros.

—Aquí no cabemos, Mateo —dice Juan Luis.

—Llévatelo a nuestra cama y duermo yo aquí —propone Celia, como quien abandona una fiesta para que su pareja no beba más.

—¿De verdad que no te importa?

—Todos tenemos que dormir.

Juan Luis se lleva a su hijo en brazos y un peluche colgando de la mano del niño. Celia aprovecha para ir al baño antes de volver a acostarse y, al mojarse los muslos con el pis de

Mateo, vuelve a recordar, por segunda vez en el día, el poder que tienen las hormonas en nuestro cerebro. Lo sabe bien, porque ha dedicado muchos años a investigarlas. Si no fuera por algunas de ellas, nadie en su sano juicio tendría hijos desde que está prohibido utilizarlos como mano de obra.

Todos, menos la niña, se levantan con sueño y mal humor. Celia hace dos cafés en una máquina con aspecto sesentero, que según Juan Luis hace un café fantástico, y, según ella, un ruido espantoso, además de ocupar media encimera.

—¿Por qué no me acompañas hoy a llevar a los niños al colegio? —pregunta Juan Luis mientras echa leche de almendras a su café.

—Porque así estás un rato a solas con tus hijos y yo llego antes en metro.

—Ayer estuve toda la tarde con ellos y a ti no te vi nada.

—Es verdad —reconoce, halagada—, pero prefiero llegar pronto, que en un rato nos tenemos que ir a ver a mi madre.

Juan Luis pone cara de sorpresa y apura su café.

—¿No prefieres ir tú sola?

—¿Preferir?

Juan Luis deja la taza en el fregadero y abre el grifo orientando el chorro hacia la taza.

—Celia, no puedo cancelar todos los días las consultas. Ayer ya me escapé por la tarde.

—A que le ajustaran la ortodoncia a Mateo, no sea que estropee las fotos con un milímetro de asimetría dental.

—No empieces…

—Mi madre está en la UCI y se supone que tú eres mi pareja, pero, además, eres radiólogo.

—¿Y qué tendrá eso que ver?

—Nadie mejor que tú para meterles un poco de prisa. En fin, un hombre capaz de dejar en remojo una puta taza de café para que no se reseque tendría que ser capaz de pensar con lógica.

Celia sale de la cocina sin decir nada más, se despide de los niños, coge sus cosas y se marcha de casa mientras oye a Juan Luis enfadarse con sus hijos porque ninguno de los dos se ha lavado los dientes, con todo lo que les hace ir al dentista. Camino del metro, Celia llama a Marta, que por supuesto se ofrece a acompañarla al hospital.

3

Después de pasar a fondo una docena de toallitas por la cara de su madre, Celia consigue eliminar todo el maquillaje. Mientras, Marta ha ido repasando el historial que ha encontrado en un portafolios a los pies de la cama.

—Le han hecho un TAC a primera hora… Parece que se ha establecido un infarto en territorio de la arteria cerebral posterior. Eso explicaría la hemiagnosia.

—¿Cómo dices? —Le quita los papeles.

—Lo de pintarse un lado de la cara y no darse cuenta. Lo que no entiendo es por qué está en coma.

Cuando la doctora se acerca a ellas y les explica lo del ictus, Marta la acosa a preguntas y la doctora se defiende con bastante dignidad. No, no pueden ver el trombo, porque en ese hospital lo más que pueden hacerle es un TAC con contraste. Tardó muchas horas en ingresar y allí no tienen unidad de ictus. En cualquier caso, no podrían habérselo quitado. No tienen radiólogo intervencionista. No, no está de baja, ese es el radiólogo a secas. No hay. Lo que fue un disparate es no haberla ingresado en el otro hospital. Celia, ante el miedo a la muerte, expresa cierto síndrome de Estocolmo y no está muy inquisitiva, pero Marta insiste.

—¿Y por qué está en coma? —pregunta—. Un ictus occipital no lo justifica.

—Suponemos que ha tenido más trombos. Seguramente, en la arteria basilar, que ha afectado al tronco encefálico. Eso explicaría el coma, pero por suerte se ha debido de disolver solo. A veces pasa. Esta tarde intentaremos despertarla y la semana que viene le administraremos anticoagulantes.

—Pero no se han confirmado los trombos. ¿Y si es una hemorragia? —continúa Marta.

—Le hemos encontrado una fibrilación auricular. —Consulta el reloj con cara de empezar a cansarse de Marta—. Sabemos que hay trombosis y existe el riesgo de que haya más. Debemos tener paciencia y ver cómo evoluciona. —Empieza a alejarse de ellas—. Si esta tarde la ven despierta, prepárense, porque es muy posible que diga cosas sin sentido, que esté irritable y que continúe percibiendo con mayor dificultad el lado izquierdo de las cosas.

A Celia en realidad le tranquilizan estas advertencias, porque definen el estado habitual de su madre. La doctora se despide con una sonrisa forzada y se acerca a la siguiente cama, donde yace un hombre con muchos tatuajes. Una mujer y una adolescente le sueltan las manos para acercarse a escuchar el parte. A medida que la doctora habla, se les va mudando la expresión.

Celia mira a su madre, que parece mucho más vulnerable sin joyas ni pintura. Marta le recuerda lo que ha dicho la doctora sobre su despertar.

—¿Quieres que venga contigo?

—Espero que esta tarde por fin venga Juan Luis, si no tiene que llevar a lavar el coche de su ex, que todo es posible. —Suspira.

—Estás acojonada, te conozco. —Marta le frota el brazo—. No adelantes acontecimientos.

Celia da un beso en la frente a su madre antes de irse.

—Es la hora de comer —dice Marta al salir a la calle.

—Si tú no comes.

—Claro que como. Qué idiota eres.

—Pues, venga —se anima Celia—, te invito a uno de esos sitios de comida para peces que a ti te gustan.

A una manzana del hospital, hay uno de esos autoservicios en los que puedes llenarte un bol de presuntos alimentos saludables a tu elección y cubrirlos de una salsa que uniformiza el sabor.

Del cuenco de Marta rebosan unos ramilletes verde fosforito que Celia inspecciona con su tenedor y evidente desconfianza.

—No tienes remedio —reprocha Marta—. Deberías probarlo; está buenísimo.

—No como verduras que no consten en el herbario de Linneo.

—¿Desde cuándo criticas tú los transgénicos?

—¿Quién critica los transgénicos? —Pincha un tomate de su cuenco—. Critico el esnobismo desinformado. Esta mierda que te estás comiendo ha crecido en una tierra que ni sabemos pronunciar, muy probablemente radiactiva.

—¿Me estás llamando esnob o inculta? —pregunta Marta sonriente—. Tú tienes el listón culinario muy alto por culpa de Juan Luis, que cocina que te cagas.

—No te creas. Solo hace esas cosas cuando están los niños, cuando hay invitados o…

Celia busca en su memoria alguna ocasión en que Juan Luis haya preparado alguna delicia solo para ella.

—Cuando quiere que se la chupes —termina Marta.

Y muerde uno de los ramilletes fosforescentes como queriendo contener la risa, pero la carcajada de Celia se lo impide. Un grito las interrumpe a ellas y a todos los comensales.

—¡Me ha mordido! ¡Esa señora me ha mordido!

Una chica señala con una mano a una mujer que sale a toda prisa del establecimiento y con la otra se aprieta el cuello. Marta se acerca a la chica, que está hecha un manojo de nervios, y la convence para que la deje ver. Efectivamente tiene un buen mordisco sangrante en él.

—Esto hay que desinfectarlo.

—Duele mucho —solloza la chica—. Esa loca se me ha tirado al cuello de repente.

Un joven con delantal aparece con un paquete de algodón y un bote de gel hidroalcohólico. Marta coge el algodón y le devuelve el bote.

—¿No tienes yodo?

—Sí, en la cocina, pero está prohibido suministrárselo a los clientes.

—Tráelo de inmediato.

—No puedo. Los de prevención de riesgos me abrirían un expediente.

—No digas tonterías —dice Marta.

—Pues a mi compañera la suspendieron de empleo y sueldo por darle un ibuprofeno a título personal a una clienta que resultó ser alérgica.

—Que lo traigas. Soy médico y te aseguro que una mordedura humana puede ser más peligrosa que la de un perro.

—¿Cómo de peligrosa? —grita la chica.

—Tranquila, no es nada —sonríe Marta—, lo he dicho para que se dé prisa.

—No empieces con tus «no es nada» —dice Celia—. La herida se infectará fácilmente si no se limpia bien. Y claro que te debe de doler, coño. Y mucho.

Marta desinfecta a conciencia la herida de la chica, que no ha vuelto a abrir la boca. La convence de que vaya a poner una denuncia y regresan Celia y ella a la mesa, aunque ninguna de las dos vuelve a probar bocado.

—¿Por qué te ha molestado que intentara calmar a esa pobre chica con una mentira piadosa? —pregunta Marta.

Celia se rehace su cola de caballo, aunque de manera tan descuidada que no queda mejor de lo que estaba.

—No lo sé. Me ha parecido que no tomabas en cuenta su angustia.

—No he hecho eso. —Marta bebe agua y se queda con un hielo en la boca.

—Quizá estoy harta de que Juan Luis no me tenga a mí en cuenta —admite Celia.

—¿Por qué sigues con él? —pregunta, y se saca el hielo—. Siempre te estás quejando.

—Supongo que le quiero.

—¿Cómo va el asunto de los hijos?

—Dificilitos, pero no más de lo esperable. Son muy pequeños.

—Me refiero a los que tú quieres tener.

—Buf. No quiere ni oír hablar de ello.

—¿Y qué piensas hacer?

—No tengo ni la menor idea.

Celia aleja su mano izquierda y la estira observando su dorso. Pasa revista a sus uñas, cortas y sin pintar, y se sorprende a sí misma imaginando un anillo en el dedo anular.

—Cambiando de tema —apoya las dos manos en la mesa—, ¿por qué crees que Jacobo le chupó la herida a Olivia la otra tarde?

—No lo sé, pero me resultó repugnante. —Marta hace una mueca, parece que acabara de tomar algo muy ácido—. Nunca le había visto un comportamiento extraño con Olivia.

—¿A qué te refieres?

—No es especialmente besucón ni juega mucho con ella en la piscina… Suelo estar atenta a esas cosas y jamás había visto nada raro, pero lo del otro día me dio mucho asco, qué quieres que te diga.

—Fue raro, sí, pero no creo que sea un pedófilo, si es lo que estás pensando. Mira lo que le acaba de pasar a esta chica. Hasta ahora, era escéptica con lo que se cuenta sobre los ataques de canibalismo, pero ya no sé qué pensar.

Marta abre los ojos como si hubiese tenido una revelación. Agarra el bolso y se pone en pie.

—Acompáñame a la clínica.

Celia obedece sin atreverse a preguntar. Normalmente es ella la que trae al retortero a Marta con sus aventuras. Salen del restaurante y Marta echa a andar a toda prisa, a pesar de ir subida a unos zuecos de madera con plataforma. A Celia le cuesta seguirle el paso. Entre lo delgada que está, su yoga y su pilates, parece una sardina corriendo por el monte, como la de la canción infantil.

—¿Se puede saber qué mosca te ha picado? —pregunta Celia.

—Ahora lo verás.

Cuando llegan a la clínica de Marta, todavía está cerrada y los empleados están comiendo. Bajan directas al laboratorio y Marta abre una nevera de la que saca un par de gradillas llenas de tubos de sangre. Saca uno, lo levanta, lo observa a la luz y lo vuelve a guardar. Hace lo mismo con una docena de ellos elegidos de forma aleatoria. Celia la observa perpleja.

—¿Se puede saber qué pasa?

—A estos tubos les falta sangre.

—¿Cómo dices?

Celia coge uno cualquiera, fijándose muy bien de dónde lo ha sacado, y, al igual que Marta, lo eleva y lo orienta hacia la luz. No ve nada especial en él.

—Ya me parecía a mí que últimamente salía menos sangre con cada extracción. ¿Te has fijado?

Celia niega con la cabeza y Marta le señala un ligerísimo rastro en la pared del tubo. ¡Es verdad! Lo devuelve a su sitio y guarda las gradillas en la nevera con una energía triunfal.

—En todos está la misma marca de haber vertido un poquito de sangre.

—O de haber bebido un sorbo.

—Quita, quita. —Marta pone cara de asco—. El caso es que no había relacionado esto con los ataques caníbales hasta que me has recordado lo de Jacobo y la herida de Olivia.

—Y ¿qué crees que está ocurriendo?

—Yo qué sé. —Marta se sienta en un taburete—. Veía menos cantidad de sangre de manera sistemática, pero lo atribuía a que estaban pinchando mal. Está claro que alguien está bebiendo sangre de mis pacientes.

—Tiene pinta, sí, pero lo están haciendo de forma muy calculada para que no se note, y eso no cuadra con el mordisco que hemos visto hoy o con el chupetón impulsivo de Jacobo.

—Mucha afición a la sangre, me parece a mí —dice Marta.

—Ya, pero tenemos que ser prudentes. Somos científicas, no reporteras.

Celia se dirige a la cafetera que Marta tiene en un rincón del laboratorio y mete una cápsula antes de seguir hablando:

—Yo estaba convencida de que esa historia de los ataques no era más que una exageración —afirma—. ¿Te hago uno?

—Sí, por favor. Cortito. Pues parece que eso de beber sangre y morder a la gente se está convirtiendo en una peligrosa costumbre.

—¿Y por qué crees que se habla de canibalismo y no de vampirismo? —Le acerca el café a Marta y se sienta en otro taburete con el suyo.

—Bueno, supongo que algún periodista se inspiró en la droga caníbal.

—No me pareció que Jacobo estuviese drogado —repone Celia.

—Tampoco mordió, exactamente —Marta da un sorbo—, aunque la MDPV tampoco explicaría el mordisco de hoy. No ha habido un cuadro típico de confusión, agresividad, convulsiones y ese tipo de cosas.

—¿Esa es la droga caníbal? —Celia sopla el café—. ¿Y tú por qué te sabes el nombre?

—El nombre completo es «metilendioxipirovalerona» —aclara como si estuviera fumando con boquilla larga—. Me sé el de casi todas las drogas. Me paso el día haciendo pruebas.

—¿A quién? —Celia se bebe el café de un sorbo.

—A pilotos, cirujanos, maridos, hijos... Es un no parar. —Sonríe y se levanta del taburete.

—¿Y la droga caníbal es habitual en este barrio? —pregunta Celia horrorizada.

—¡Qué va! Por aquí se consumen otras, pero tampoco se me ocurre ninguna que explique todo esto. —Marta deja las tazas junto a la cafetera.

—A lo mejor se trata de una parafilia que se ha puesto de moda.

—¿Se ha puesto de moda excitarse con la sangre? —dice Marta—. No fastidies.

—Francamente, no tengo ni idea. —Celia se acerca a las escaleras—. Intentaré leer algo serio al respecto si tengo un rato.

Marta se pone su bata blanca y acompaña a Celia a la salida mientras la va abotonando.

—Por el momento, voy a tratar de descubrir quién se bebe aquí la sangre. Me estará contaminando todas las muestras, joder.

—Pues sí. Buen motivo para despedirle.

—Gracias por la comida. —Le da un beso—. Esta noche me cuentas cómo está tu madre.

Celia llega a la clínica de reproducción asistida. Esta tarde tiene que hacer varias inyecciones intracitoplasmáticas de espermatozoides. Un trabajo que le exige suficiente concentración como para arrinconar las preocupaciones durante un rato. Algo comparable a enhebrar agujas o podar bonsáis. El laboratorio está pegado al quirófano en el que se extraen los ovocitos a las futuras madres o a las donantes. Cuando la enfermera se los trae, ella tiene que estar preparada en su papel de san Gabriel. Por una parte, las pipetas de sujeción y de microinyección en un microscopio invertido y, por otra, los espermatozoides que le habrá traído otra enfermera desde la sala de las pajas. Igual que en uno de esos restaurantes de chef con nombre de chaval en los que te sirven cosas desde todos los ángulos y te dan instrucciones estrictas, a las que llaman sugerencias, para ingerir cada bocado. Entonces, prepara los óvulos y, si no hay que hacer selección genética, escoge ella misma el espermatozoide con mejor pinta, como hace el chef-chaval con la angula que corona la cúspide de un canapé. Ay, qué tiempos, cuando al abuelo de Celia le mandaban angulas los marinos vascos y las comían con ajo, guindilla y tenedor de madera... Una vez elegido, lo tiene que inmovilizar con un movimiento rápido de pipeta, fracturar su cola y aspirarlo con rapidez para introducirlo en el óvulo.

Queda la última extracción de la tarde y, por lo visto, la mujer que quería quedarse embarazada ya lo está. El marido ha pedido a voces que venga otro médico a confirmarlo. Al oír los gritos, Celia se ha asomado al quirófano y se ha encontrado con un cuadro a medio camino entre *La lección de anatomía* de Rembrandt y el *Saturno* de Goya. El centro de la escena lo ocupa la mujer sedada con las piernas subidas a los estribos. Entre ellas, Ramón advierte con el ecógrafo vaginal en ristre que su compañero no va a encontrar nada diferente de lo que él ha visto. Celia identifica en la voz de Ramón el tono de impostada serenidad al que las tarifas de la clínica obligan.

Juan Luis le hace una ecografía de las de toda la vida sin apartar la vista de la pantalla y el marido, con las carótidas en su máximo esplendor, acusa a todos de completa inutilidad.

—Efectivamente, aquí hay dos vesículas gestacionales —concluye Juan Luis.

Nadie parece atreverse a dar la enhorabuena.

—Pedazo de zorra. Encima dos. —El marido zarandea a su mujer—. ¡Despierta!

Ramón forcejea con él.

—Haga el favor de calmarse y no me haga llamar a seguridad. Ande, venga conmigo.

Celia busca con la mirada a la enfermera que le había traído el eyaculado hace una hora. Esta se acerca a ella y le susurra al oído que el esperma era de un donante. El marido es estéril. Juan Luis limpia el vientre de la señora con papel y le pide a la enfermera que se ocupe de ella hasta que se despierte.

—¿Nos vamos? —pregunta Celia—. Recojo y te espero en la puerta en diez minutos.

Celia vuelve al laboratorio. Echa un último vistazo a través del microscopio. Los espermatozoides se mueven como pececitos en un estanque al que acaban de caer migas de pan. Según el protocolo, tiene que tirar la muestra. Una pena, porque está sin tocar, como los aperitivos que le ponen a Marta en los bares. Deja todo en su sitio y espera a Juan Luis en el vestíbulo de la clínica. El vídeo promocional exhibe un embarazo acelerado en bucle. En veinte segundos la tripa crece hasta que es sustituida por un recién nacido acurrucado. Esto es lo que se traga el recepcionista en una pantalla gigante durante su horario laboral. ¿Por qué las mujeres embarazadas saldrán siempre en los anuncios con la cabeza cortada?

Juan Luis aparece después de quince gestaciones.

—Ya estoy aquí. Perdona, tenía que atender una llamada.

Celia se muerde la lengua para no decir «no te preocupes» y tampoco preguntar con quién hablaba. Así que no dice nada y hace un gesto de despedida al recepcionista moldavo antes de salir a la calle.

—¿Has visto qué reloj se ha comprado el amigo? —pregunta Juan Luis con cierta sorna.

—No es mi amigo y ya sabes que no me fijo en esas cosas.

—Pues lleva un reloj muy caro para un sueldo de recepcionista. ¿Te imaginas que Lidia le paga más que a los médicos? —Le da un simpático codazo.

—O que a mí —le tienta—. ¿O eso ya no te parecería tan raro?

—Es albanokosovar, ¿no? —dice Juan Luis con su sensibilidad de neopreno—. No quiero pensar mal, pero…

—Moldavo. A lo mejor vende su precioso semen en internet.

—¿Cómo sabes que es precioso? No te fíes de las apariencias.

—Porque conozco la calidad espermática de todos los hombres de la clínica —dice Celia.

El hospital está a no más de quince minutos andando. Celia insiste en ir dando un paseo para despejarse un poco. El barrio cada vez resulta más distópico. Los restaurantes parecen discotecas y las zapaterías, galerías de arte; los perros van en carritos y los hombres en mallas. Cuando llegan, Celia se para en un escalón y se lleva la mano a la frente. Se acaba de acordar de su cita con Enciso.

—Ay, esta noche había quedado con mi antiguo jefe, el director del laboratorio de ADN de la policía científica. Hace siglos que no le veo y precisamente me le encontré ayer aquí mismo.

—Qué fastidio. Para un día que podemos estar tranquilos —se queja Juan Luis—. ¿No puedes quedar otro día?

Celia llama al ascensor con el ímpetu con el que le gustaría reprochar a Juan Luis que la presione de ese modo cuando es él quien no para de cambiarle los planes.

—La verdad es que prefiero no dejarle colgado —protesta en tono quejicoso—. Además, creo que quiere consultarme algo profesional. Y esas cosas… corren prisa.

Entran al ascensor con un montón de gente e interrumpen la conversación. Juan Luis mira al techo y Celia, al suelo.

—Vente —propone Celia de repente—, así lo conoces.

Juan Luis espera a salir del ascensor para responder.

—Si tiene que hablarte de un caso policial, dudo que quiera espectadores.

Se visten con las prendas desechables de rigor y esperan a que nombren a la madre de Celia. Juan Luis se presenta a la doctora y pregunta si puede ver el TAC de su suegra. Al oír ese término, a Celia se le pasa por la cabeza anular la cita con Enciso y reservar en algún salón de vals, que seguro que los hay. En Madrid hay de todo.

La madre de Celia está despierta. Tiene los ojos muy abiertos, con una expresión de miedo que Celia no había visto en ella ni cuando se enteró de que su marido había muerto de un infarto en la cama de su secretaria. La han despertado hace muy poco y, al parecer, sigue viendo solo el lado derecho de las cosas. Además, está de lo más confundida. Cree que Juan Luis es su padre y Celia su hermana Angelita. Que están en un puerto, lo cual tiene cierta lógica, porque el abuelo de Celia fue oficial de marina, y que el señor de los tatuajes es un estibador al que han matado dos prostitutas. La mujer y la adolescente que le acompañan aparentan no enterarse de sus delirantes acusaciones. Celia no sabe dónde meterse cuando su madre se dirige a ellas como mujeres de mal vivir y asesinas. Cuando llega Vicente con el escáner, la toma con él dejándolas en paz. A Vicente le acusa de contrabandista. Asegura que vende pacharán de estraperlo y que el estibador era su compinche. Vicente ni se inmuta, le cambia el suero, la llama «cariño» y le explica que es su enfermero y que ella está un poco malita, pero que pronto se va a poner como una rosa. Juan Luis ignora los desvaríos de la madre de Celia y mira con atención las imágenes del escáner. A Celia no le importaría beberse hasta la última gota de una de esas botellas de pacharán con las que su madre fantasea y caer redonda para no seguir escuchando.

De regreso a casa, Celia vuelve a preguntar a Juan Luis si la acompaña a su cita con Enciso.

—Vete tú, no seas pesada. Voy a ver si puedo cenar con los niños.

—Buena idea, ¿pero Sol te va a dejar que los saques a estas horas de casa?

—No creo. Iría a cenar allí con ellos.

—¿«Allí» es en casa de Sol? —Celia se descalza y se suelta el pelo antes de tirarse en el sofá—. ¿La venganza por dejarte solo esta noche?

—No creas que me apetece —escribe un mensaje en el móvil—, pero así los veo un rato y de paso me ahorro ir otro día a ver su última mamografía, que lleva dándome la lata con eso un mes.

Celia se pone tiesa ante lo que acaba de oír, como si fuera un felino, en lugar de un primate.

—¿Tú te estás oyendo?

—¿Oyendo qué? —Juan Luis se afloja la corbata—. No empieces con tus paranoias. Si hago todo esto es por los niños.

—Perdona. —Celia recula con temor a haber metido la pata—. ¿Le han encontrado algo?

—¡Qué le van a encontrar! Te lo habría contado, pero es muy aprensiva.

—Yo qué sé. —Celia se levanta del sofá—. Joder, ni más ni menos que una mamografía.

Juan Luis la mira con cara de no entender qué diferencia habrá con una colonoscopia.

—¿Y tienes que ir a su casa a verla? —insiste Celia—. ¿No te la puede acercar a la clínica o venir aquí? No entiendo nada, Juan Luis. ¿Cuándo vas a asumir que te has separado?

—Y tú, ¿cuándo te vas a enterar de que es la madre de mis hijos?

—Que te den.

Celia vuelve a ponerse los zapatos, coge el abrigo y el bolso y se va dando un portazo. ¡Qué salón de vals ni qué niño muerto! Más bien, antros de intercambio de parejas es lo que necesitan. Pero que no te devuelvan a la salida la que has llevado.

Como todavía le sobra un rato, se va caminando hacia el sitio de los caracoles. A medio camino se cansa, más de mascullar que de andar, y coge el metro. Aun así, llega con antelación y espera a Enciso en la barra. Pide una botella de sidra y aprovecha para husmear en la red por si hubiera alguna publicación seria sobre el asunto de la sangre y los mordiscos. Cuando llega Enciso, encuentra a Celia concentradísima en su lectura.

—¿Cómo puedes leer en el móvil?

—Ay, hola. —Le da dos besos—. Estaba buscando información sobre los ataques caníbales. ¿Quieres sidra?

—Sí, pero vámonos a la mesa. He reservado en el comedor.

—Pero si tú eres hombre de barra. —Le echa un culín con un escanciador en forma de tonel—. Creo que a la gente se le ha ido la olla del todo. Si te cuento lo que he visto hoy…

—Shhh. De eso precisamente quería hablarte, pero no aquí. —Da un rodeo con la mirada.

Enciso intenta en vano que algún camarero localice su reserva y los acompañe a la mesa.

—Se nos están colando todos estos turistas —protesta.

—Igual también tienen reserva, Anselmo —dice Celia—. Ahora nos atenderán.

—Sí, claro —se burla—. Si te parece, me creo que han reservado desde Dinamarca.

Celia se ríe con cariño. Hace años que no ve a su amigo, pero se puede hacer idea del trastorno que internet está causando en su vida. Se lo imagina como Nemo, transitando por un océano que no entiende. Por fin, un camarero que parece un robot de hueso y, quizá, también de carne los acompaña al comedor sin la menor empatía. El lugar parece otro. Ahora es oscuro y funcional. Enciso pide directamente una cazuela de caracoles mientras toma asiento. Celia se da cuenta de inmediato de que la velada no va a ser fácil.

—¿Cómo que no tienen caracoles? —pregunta Enciso—. Pero si toda la vida ha sido la especialidad de la casa.

—Creo que cambió de dueños hace ya unos años —dice el camarero, dispuesto a tomar nota en un aparato electrónico—. ¿Qué les pongo?

—Otra botella de sidra —pide Enciso— y una carta.

—Aquí pueden consultarla —el camarero señala una pegatina encima de una mesa negra sin mantel—, ahora vuelvo.

Enciso chasca la lengua una y otra vez mientras Celia estudia la carta en su teléfono con cierta dificultad, porque no hay mucha cobertura en el comedor ni mucha lógica en los platos. Después de desdeñar el cambio y rememorar los viejos tiempos, piden tres cosas y Enciso advierte al camarero que no quiere ver cagarrutas de vinagre balsámico en la comida.

—Cuéntame de tu vida —pide Celia—. ¿Volviste a la policía?

Enciso pulsa el escanciador y bebe sidra antes de contestar.

—¡Qué va! Aunque quisiera, no podría. Hace unos años monté una pequeña empresa de investigación privada con otros expolicías.

—¿Eres detective privado? —pregunta Celia divertida mientras pellizca el pan.

—¡Quieres hablar bajo! —Enciso hace otro barrido visual—. Algo así.

—Qué bueno. —Celia intenta bajar la voz—. Y ¿qué tipo de casos tienes?

—De todo, desde cuernos hasta narcotráfico. —Se acerca más a Celia—. Precisamente te iba a pedir ayuda científica para un caso muy complicado. Me has dicho que estabas informándote sobre los ataques caníbales.

—Sí. Hoy Marta y yo hemos visto uno. A lo mejor se trata solo de otro comportamiento inspirado en el fútbol.

—Hombre, Marta, ¿cómo está? ¿Sigue teniendo su laboratorio de análisis clínicos?

—Sí. Le va muy bien. Se casó y tiene una hija monísima. Yo soy su madrina. —Celia busca una foto en el móvil—. Ayer cumplió siete añitos.

—¡Qué guapa! —Enciso agranda la foto haciendo una pinza inversa con el índice y el pulgar—. ¿Quién es este tío disfrazado?

—El padrino de la niña.

—¿Cómo se llama?

—Jacobo Fernández-Solís.

—¡La Virgen! Y ¿es muy amigo? —pregunta de nuevo muy serio.

Celia niega con la cabeza y arruga la cara.

—No le soportamos, pero es amigo de la infancia del marido de Marta.

El camarero llega con dos platos del tamaño de dos palanganas.

—Ensalada de queso de cabra y salmorejo de frutos rojos —anuncia.

—¿Cómo que frutos rojos? —protesta Enciso—. ¿No tienen salmorejo normal?

El camarero muestra la misma perplejidad que si le hubieran pedido cucarachas a la brasa y aduce que la carta dice bien claro: «Salmorejo de frutos rojos». Ese es el salmorejo que hay. A Enciso le importa un bledo lo que diga una carta virtual sin comida normal como caracoles, callos, oreja... Para un plato que es capaz de identificar, no está dispuesto a que le escondan fruta en él, como si fuera un niño pequeño. El camarero es tajante: ni existe la menor posibilidad de elaborar un salmorejo diferente —como si lo diferente fuera el salmorejo de tomate, pan y aceite— ni está dispuesto a devolver el plato a la cocina. Celia ofrece intercambiar sus platos y acabar con una discusión, a todas luces, estéril.

—¿Y de qué conoces tú a Jacobo? —pregunta Celia intrigada antes de probar lo que efectivamente recuerda a un agradable potito.

—Pues me temo que tu compadre es traficante de sangre.

—¿Qué quieres decir? —pregunta asustada.

Anselmo se afana en descuartizar las hojas grandes de mézclum y Celia, arrepentida de haberse quedado con ese salmorejo tan colorado, siente lo mismo que si la acabaran de sondar a lo bruto.

—Que comercia con sangre humana. —Enciso se limpia el bigote con la servilleta de papel y la deposita hecha un burruño en la mesa—. Por eso me viste ayer en el hospital. Por cierto, no te he preguntado por tu madre. ¿Cómo está?

—Esta tarde la han despertado y estaba completamente delirante, pero se supone que poco a poco se irá recuperando.

—Si necesitas algo... —ofrece Enciso—. Voy mucho por allí, de incógnito, pero conozco a algún médico.

Celia sonríe agradecida.

—No hay mucho que hacer, además de esperar. —Se echa un culín—. Volviendo a Jacobo, ayer me tuvo que llevar él al hospital, porque todo esto me pilló en el cumpleaños de nuestra ahijada.

Enciso abre al máximo sus ojos de topillo.

—El caso —sigue Celia— es que pude ver a mi madre gracias a un enfermero que él conocía.

—Vicente Sanjuán —adivina Enciso—, un enfermero de la UCI. También está en el ajo.

—Pero ¿cómo es posible? —pregunta Celia horrorizada—. Pensaba que las donaciones estaban muy controladas.

—No trafican con esa sangre, que sepamos. Se la extraen a los enfermos que están inconscientes, dormidos o dementes.

Celia suelta la cuchara de golpe salpicando de salmorejo la corbata de cachemir de Enciso.

—Espera —exclama—. Ahora lo entiendo.

—¿Qué entiendes?

Enciso se frota la corbata con la servilleta arrugada. No parece muy contrariado. Al fin y al cabo, los paramecios de su corbata son de los mismos colores que toda la gama de posibles salmorejos.

—Ayer me llamó la atención ver a casi todos los pacientes enchufados a una bolsa de sangre —explica Celia—. Pensaba que los estaban transfundiendo a todos.

—Qué interesante. ¿Y a qué hora fue eso?

—Poco antes de encontrarnos tú y yo. Fuera de la hora de visitas, claro. De hecho, Vicente estaba solo en la UCI. No había ni médico.

—De eso se ha encargado Vicente —dice Enciso—. Es un as consiguiendo que la gente pida la baja.

—Y, ahora que lo pienso —continúa Celia—, uno de los delirios de mi madre era que Vicente hacía contrabando de botellas de pacharán...

—Las habrá confundido con bolsas de sangre. —Enciso quita la corteza al queso de cabra.

El camarero les sirve las empanadillas de queso y cebolla sobre una pizarra lo bastante grande como para desarrollar holgadamente en ella las tres leyes de Mendel. Celia le pide que se lleve los platos-palangana vacíos, si no le importa, o bien que le traiga una mesa auxiliar.

—¿Tú crees que los ataques caníbales están relacionados con el tráfico de sangre? —pregunta Celia.

Después de quemarse con una hebra de queso fundido, le cuenta entre soplidos lo de los tubos de sangre del laboratorio y el ataque que han visto en el restaurante. Empieza a notar que su punto G investigador despierta del letargo.

—Los mordiscos son la punta del iceberg, pero el consumo de sangre humana está disparado —dice Enciso.

—¿Cómo que disparado? ¿Es que hay un consumo basal de sangre humana?

—Eso no lo sé, pero actualmente el comercio de sangre, al menos en Europa, supera al de algunas drogas muy populares.

—¡Qué asco! —Celia hace un aspaviento—. Lo único que he visto antes en la prensa especializada es un recuento de ataques. Parece que también están muy extendidos geográficamente, pero no son muy numerosos.

—En realidad —Enciso se quita las gafas y las limpia con vaho y una gamuza que saca del bolsillo de la pechera—, hay más ataques de los declarados, pero por suerte casi nunca son mortales.

—¡Qué horror! —Celia junta las miguillas de la empanada—. Pues sobre el consumo de sangre no he encontrado ningún artículo, al menos en una búsqueda rápida.

—Ni lo vas a encontrar. Hay un pacto de ocultación a nivel internacional. Lo que sí te puedo decir es que todos los atacantes a los que se ha podido detener, que son pocos, afirman haber sentido una pulsión incontrolable hacia la sangre humana.

—¿Pedimos otra botella de sidra?

—Vale, pero la escancio yo, que estos aparatos son una porquería. —Señala el escanciador con forma de barril y chasca los dedos para llamar al camarero.

—Lo que no comprendo —Celia también intenta llamar la atención del camarero— es por qué la gente no puede estar informada. Si esto es peligroso, me parece una irresponsabilidad.

Enciso apoya la mano sobre el brazo de Celia y la mira fijamente.

—No sé si te has dado cuenta, pero estamos hablando de vampiros.

—No digas tonterías. —Celia aparta el brazo.

—Pues ya me dirás a qué nos estamos enfrentando si no.

—Anselmo, por Dios. Todo es muy bizarro, no te lo niego, y es lógico y hasta gracioso llamar a esto vampirismo. Estoy de acuerdo en que la metáfora es mejor que la del canibalismo, pero no lo digas como si te lo creyeras.

—A ver. Hay gente mordiendo a desconocidos en el cuello, consumiendo sangre hasta el punto de que se ha generado un negocio alrededor. Tu amigo no es el único, ya te lo he dicho. Hay redes por toda Europa.

—Que no es mi amigo —interrumpe Celia—. Por cierto, lo que no te he contado es que ayer Jacobo, en la fiesta, le chupó a Olivia una herida sangrante.

—Espera. —Enciso se toca el nudo de la corbata—. Sabemos que Jacobo hace negocio, pero no que fuera uno de ellos.

—No hables de «ellos» como si no fueran humanos. —Ahora es Celia quien interrumpe—. Está claro que algo le pasa a esa gente: una nueva droga, una deficiencia alimentaria, una moda sexual…

Celia se da cuenta de que una pareja, que no debe de tener mucho tema de conversación, no les quita ojo. Además, el camarero no les hace ningún caso, así que baja la voz y sugiere pagar e irse.

—¿Pero no íbamos a pedir más sidra?

Celia niega con la cabeza y se levanta. En cuanto los dos están de pie, el camarero acude como mosca a la miel y ella le pide que les cobre en la barra. Enciso insiste en invitar, cosa que a Celia la enternece y sorprende a partes iguales. Salen a la calle y se juran no volver jamás a este lugar de usurpación culinaria. Celia saca el móvil del bolso para mirar la hora y se encuentra con un mensaje de Juan Luis diciendo que Mateo ha vuelto a vomitar y Sol está muy nerviosa. Cree que es mejor quedarse *allí* hasta que el niño esté dormido y todos más tranquilos. La cara de Celia es demasiado elocuente y Enciso le pregunta:

—¿Noticias de tu madre?

—No —contesta Celia—. Ya sabes que a mí esto de la vida en pareja se me da fatal.

—¿No habrás vuelto con Federico?

—Mira —sonríe con un poquito de amargura—, a lo mejor le llamo. ¿Damos un paseo? Hace que no vengo a La Latina...

Enciso asiente y echa a andar agarrándola del brazo.

—Ya sabes que, si alguno no te trata como mereces, le busco las cosquillas.

—No lo dudo —le mira con cariño—, pero no es el caso. Tiene dos hijos pequeños y todo es muy complicado.

—¿No te habrás liado con un casado?

—Peor. Me he liado con un divorciado.

Los dos se echan a reír.

—Por cierto —Celia cambia de tema—, no me has dicho quién te ha encargado este caso.

—Un organismo internacional, pero no puedo darte detalles.

—Por supuesto que puedes —Celia le da un codazo—, y debes. Si quieres que te ayude, tienes que contarme todo lo que sepas.

—En realidad, solo me han contratado para destapar una red de tráfico de sangre.

—Pero quieres saber más...

—Te recuerdo que tú me enseñaste a preguntármelo todo.

—¿Partimos entonces de que esto debe tener una explicación lógica?

—Lo más probable. —Enciso mira al suelo.

—No jodas, Anselmo.

—Hay una preocupación muy seria por parte de las autoridades, no es una paranoia personal.

Celia se para en mitad de la calle, se pellizca el entrecejo y respira hondo.

—A ver, ¿qué autoridades creen que esto puede ser un fenómeno sobrenatural? ¿La OMS, la OTAN, la NASA...?

—Un fenómeno sobrenatural, supongo que ninguna, pero sospechan de prácticas religiosas extremas. Tal vez, una secta. Y cuando se impone la falta de razón...

—La gente no se vacuna o instala jacuzzis en el desierto, lo de todos los días. ¿O ahora resulta que lo normal es actuar después de pensar?

—Los mordiscos, por sí solos, a mí no me parecen un problema importante. —Enciso reanuda la marcha—. Hasta podrían tratarse con férulas de descarga, pero el consumo de sangre masivo es otra cosa.

—Sin duda es asqueroso y un riesgo para la salud pública, pero también lo son las bebidas energéticas y dudo que nadie esté especialmente preocupado.

Enciso respira hondo y vuelve a detenerse antes de clavar la mirada en Celia.

—¿Me vas a ayudar o no?

—Que sí, hombre —dice Celia—, aunque te confieso que no tengo ni idea de por dónde empezar. Sobre todo si no hay información fiable de la que partir. Pero, bueno, ya sabes que a mí estas cosas me divierten.

Enciso se lleva una mano al pecho.

—Nunca imaginé que volveríamos a investigar juntos.

—Tenemos que contárselo a Marta —advierte Celia.

Enciso se atusa el bigote y menea la cabeza con aire de duda.

—No sé si es buena idea... El pájaro es amigo de su marido.

Celia vuelve a detenerse y, como Enciso es más bien bajo, apoya una mano en su hombro con facilidad.

—Anselmo, sabes que la ayuda de Marta es imprescindible. ¿Te recuerdo algún ejemplo?

—Me preocupa el marido... ¿Te fías de él?

—Ni siquiera tiene por qué enterarse. Marta ya está con la mosca detrás de la oreja y la necesitamos para hacer la mayoría de los análisis.

—Si tú estás convencida, adelante.

Un señor en patinete los esquiva como si fueran conos.

—¡Imbécil! —grita Celia—. No puedo con los malditos patinetes.

—Hubiera dicho que te parecen más sostenibles que los coches.

—No tendría nada en contra si la gente no los utilizara para jugar. ¡Qué susto me ha dado el cabrón! Y tenía el pelo blanco... ¿Te apetece una copa?

—Mira, a mí me pasa con los bares de copas lo que a ti con los patinetes. Desde que ponen ositos de goma como tapa, soy casi abstemio.

Celia está completamente de acuerdo con su amigo. Vuelve a consultar la hora y comprueba que no hay más mensajes de Juan Luis.

—La verdad es que ya es tarde —admite—. Voy a coger un taxi. ¿Tú cómo te vas?

—Andando, pero te acompaño a cogerlo.

La calle está llena de coches parados haciendo cola para entrar en un parking, que no tiene plazas libres.

—¿A ti te parece normal esto? —se sorprende Celia—. Si no hay aparcamiento disponible, ¿por qué no continúan?

—Porque la gente es muy insolidaria y porque no hay un policía obligándolos a circular —contesta Enciso.

—No debería hacer falta un policía para eso.

—A los hechos me remito.

Celia, que está de mal humor por lo de Juan Luis, se acerca al primer coche de la fila y le toca en la ventanilla. Un joven con los temporales rapados la baja.

—¿Qué pasa? —pregunta con cara de pocos amigos.

—¿Eres consciente del atasco que estás organizando? —Celia señala la fila de coches.

—Me la suda. —Levanta un hombro con aire despectivo—. Tengo derecho a aparcar.

—Si hay sitio... —Celia señala el cartel rojo del parking—. ¿No sabes leer?

El tipo le hace una peineta y vuelve a subir la ventanilla. Celia golpea de nuevo con los nudillos, a pesar de que Enciso intenta disuadirla, y el tío se baja del coche.

—Que dejes de tocarme los huevos —dice amenazante—. Estoy en mi derecho.

—¿Y el de los demás? —Celia da un paso atrás—. ¿O solo tú tienes derechos?

—Ya te he dicho que me la pela. —Avanza hacia Celia—. Pago mis impuestos y quiero aparcar mi coche.

—Haga el favor de tranquilizarse —interviene Enciso—. La señorita tiene razón. Usted no puede bloquear la circulación si no hay plazas disponibles.

—Pero ¿vosotros sois gilipollas?

El tipo parece tan sorprendido que seguramente sea eso lo que está evitando que se líe a golpes. Cuando parece que la sorpresa está a punto de dar paso a otra emoción, del asiento del copiloto se baja una chica con el pelo rubio y las cejas negras preguntando qué problema tiene esta señora. Celia no está dispuesta a dejar pasar que la llamen señora. Marca el 112 y les advierte que va a denunciarlos por aparcar el coche en medio de la vía pública. La chica empieza a chillar y trata de arrebatarle el móvil. Como está provista de unas uñas más largas que las de un armadillo, acaba por hacerle un buen arañazo en la mano. La pareja se lanza a la vez a chuparle la sangre, dándose un fuerte cabezazo, lo que genera una acalorada discusión entre ellos. Enciso saca una placa y les pide la documentación. Una vez que ha recabado la información suficiente para tener a los chicos localizados, se lleva a Celia cogida de un brazo hacia una calle más estrecha.

—¿No habías dejado la policía? —pregunta Celia.

—Sí, pero dije que había extraviado la placa. Nunca se sabe.

—Te puedes meter en un buen lío.

—Solías ser tú quien me metía en líos —dice Enciso.

—Mira, un taxi.

Enciso lo para con un fuerte silbido. Corren hacia él y, antes de subirse, Celia le promete una reunión lo antes posible con Marta.

—Dime quién te ha contratado, por favor —pide desde el asiento.

—Ahora te lo digo, pesada. —Enciso cierra la portezuela.

Al cabo de unos segundos, Celia recibe un mensaje de Enciso.

«El Vaticano».

4

La madre de Celia lleva una semana en casa. Salvo la hemiagnosia, que todavía le dura, y un poco de debilidad en el lado izquierdo del cuerpo, parece que se está recuperando bastante bien, aunque aún tiene momentos de confusión. Por ejemplo, no se acuerda de su afición a la bebida, así que Marilia ha aprovechado para esconder todas las botellas de licor. Sin embargo, su cuerpo debe de echar de menos cierta dosis de alcohol, porque pide con insistencia quina Santa Catalina. Marilia no sabía lo que era eso y Celia le contó que el vino quinado se daba antiguamente a los niños españoles con la merienda. Entre las dos, discurrieron que podía ser una buena idea prepararle un placebo. Después de varios intentos fallidos, Marilia ha conseguido una buena fórmula a base de agua, miel de brezo y una cucharadita de vino tinto.

Cuando Celia llega a casa de su madre, el portero la intercepta para pedirle, de parte de la presidenta de la comunidad, su opinión sobre un par de asuntos relacionados con la decoración del portal. Celia siente muchísimo no poder darle respuesta en ese momento, pero el portero la retiene con el arma más eficaz que posee: la puerta del ascensor. Él ya sabe, por la chica, que la señora se encuentra algo mejor, pero no ha querido molestarla directamente. El caso es que conviene elegir los marcos de los espejos, la alfombra y el color de la pared de una santa vez, porque lo están volviendo loco entre todos y no cree, con toda franqueza, que, entre las funciones del conserje, se encuentre el preguntar a unos y a otros si prefieren hojas de acanto sueltas o follaje continuo como decoración de los marcos.

Celia cree recordar que el portal se redecoró por enésima vez hace un par de años y, a su modo de ver, ya está lo suficientemente ostentoso. El portero le explica que la nueva decoración se ha aprobado en junta y que es la señora quien tenía más interés en cambiarla. La presidenta no se atreve a elegir los últimos detalles sin contar con su opinión, y Celia, que conoce bien a su madre y ya tiene el dedo entumecido de apuntar en vano a la botonera, le promete al portero que, si la ve más centrada, le saca el tema esta misma tarde.

Marilia le abre la puerta uniformada con ese pijama de celador que llevan ahora las empleadas del hogar que siguen teniendo que ir uniformadas.

—Hola, Marilia. ¿Qué tal todo? Hija, aprovecha que mi madre todavía no está en sus plenas facultades y vístete como te dé la gana.

—Ay, señorita Celia…

—Que no me llames señorita.

—Ya conoce a su madre… Y no crea que no está atenta. Le iba a contar ahorita que lleva todo el día preguntándome por qué voy en pijama y dónde tengo el delantal y la cofia.

—Es que es verdad que parece que vas en pijama. —Celia se ríe.

Marilia se estira la camisa blanca y recta de manga corta.

—Pues es el uniforme que me mandó llevar su madre desde que trabajo aquí.

—Ya lo sé, y también sé que a ti no te gusta nada.

Marilia pone cara de herbívoro.

—Pero una cofia no quisiera ponerme, señorita Celia.

—Tú no le hagas ni caso. —Celia cuelga la chaqueta—. Está mezclando recuerdos de su infancia. Por lo demás, ¿cómo está?

—No está mal. Esta mañana ha venido a visitarla la señora María Teresa y ahora está viendo la tele. He intentado jugar con ella a las cartas, como usted me dijo, pero me manda a planchar o…

—A freír tomate —adivina Celia.

—¿Cómo lo sabe?

Celia abre los ojos como platos para no abrir la boca y empieza a andar por el larguísimo pasillo seguida de Marilia. No sabe cómo explicarle a la pobre que su madre nunca ha entendido que la gente que trabaja necesita descansar. Mandar a las chicas a hacer tomate frito en cuanto intentan poner el culo en una silla ha sido, desde siempre, su cruel manera de impedirlo. Según ella, el tomate frito siempre hace falta en una casa y, además, es el mejor examen para ver si la muchacha sigue siendo de fiar o se ha resabiado. Si se queda pegada al mango de la sartén mientras el tomate se fríe, malo. Si aprovecha para ir doblando calcetines o repasando los picaportes, todavía sirve. Su madre es de las que creen en el refrán «el criado y el caballo, un año», aunque cada vez le da más pereza cambiar. Tienes que enseñarles todo desde el principio. ¿Quién sabe hoy en día hacer unas espinacas a la crema?

Antes del ictus, entre el bingo y el *bridge*, pasaba muchas horas fuera y Marilia podía tomarse un respiro, pero, con ella en casa todo el día, la convivencia va a hacerse imposible más pronto que tarde.

—Ahora intento hablar con ella —dice Celia—. Me imagino que tampoco te dejará que la ayudes con los ejercicios de rehabilitación.

—No me deja ni darle el masaje en la pierna. Dice que no la sobe…

—Y que frías tomate… —Las dos se ríen—. Mira, en un rato va a venir Marta a ver a mi madre. Tómate la tarde libre que yo me ocupo.

—¿Está segura? —Marilia mira a Celia con cara de agradecimiento—. Pues voy a visitar a la bebita de mi prima, que ya tiene un mesecito y casi ni la he visto. ¿Quiere que les deje preparada la merienda?

—Déjate de meriendas y vete cuanto antes.

Marilia acompaña a Celia a la salita, donde su madre mira la televisión desde un sillón de orejas. Pasa delante de Celia, que se queda impresionada al volver a verla con un ojo maquillado y el carmín corrido.

—Señora, ha venido su hija.

Celia da un beso a su madre en la mitad de la frente que no lleva maquillaje.

—¿Cómo la dejas que vaya así? —pregunta espeluznada.

—Pruebe usted a impedírselo —dice Marilia—. Sigue sin apenas ver un lado; hasta se va dando golpes con las puertas, pero no sale de su cuarto sin maquillarse y a mí no me deja más que hacerle el moño. Y también le parece que lo hago mal.

Celia suspira y le hace un gesto a Marilia para que se vaya sin despedirse, pero Marilia se pone delante de la tele y habla alto, claro y despacio.

—Señora, la dejo con su hija. Yo me voy a…

—Planchar —interrumpe Celia—, que tiene mucha plancha. Hala, Marilia, vete que me quedo yo aquí con ella.

Celia sacude la mano hacia la puerta y coge el mando que está sobre el aparador para apagar la televisión. Su madre está peor de lo que ella creía, porque tenía puesto un canal que hasta ahora estaba prohibido encender en esa casa por bolchevique.

—No me quites la tele que sale un señor muy guapo y muy simpático.

En cuanto Celia ve al presidente del Gobierno, se preocupa de verdad. Espera que se esté tomando bien los anticoagulantes que le han mandado.

—¿Hija, no te peinas? —pregunta la madre mirando a Celia.

Celia se recoge el pelo con una pinza que saca del bolso.

—¿Ha venido a verte María Teresa esta mañana?

Su madre asiente con la cabeza. Celia no se acostumbra a verla con medio rostro mal maquillado, pero trata de disimular.

—¿Y qué tal está Teresita? ¿Te ha contado algo?

—Pues cómo quieres que esté, con el sinvergüenza de marido que tiene.

—¿Jugamos a las cartas? —Celia se acerca al aparador—. Los médicos han dicho que te conviene practicar con los números y recordar los juegos.

La madre de Celia chista.

—¿Dónde está la chica? —Mira a su alrededor—. Otra que quiere pasarse el día jugando.

—No quiere pasarse el día jugando. Tiene que hacer contigo todo lo que han dicho los médicos, que incluye jugar y ayudarte con los ejercicios.

—Ya jugaré a las cartas cuando me dejéis volver a mi partida.

Celia empieza a ponerse nerviosa.

—Si no dejas que Marilia te ayude, tendrás que contratar a otra persona.

—Que ya no es como antes, Celia —dice la madre—. Ahora hay que pagar no sé qué mínimo a cualquiera. Y luego dicen que falta trabajo, pues más que va a faltar, porque lo de tener servicio se ha puesto imposible.

A Celia le tranquiliza la agilidad con la que su madre protesta contra los avances sociales. En ella es un buen signo de recuperación.

—Pues, si no quieres pagar a una segunda cuidadora, tendrás que hacer caso a Marilia.

Celia abre un armarito del aparador de roble para sacar una baraja, unas damas y un parchís que deja en la encimera de mármol.

Como le cuesta mirar a su madre a la cara con naturalidad, se pasea por la salita en busca de algo que colocar, pero Marilia la tiene perfectamente ordenada. Toca la tierra del ficus por si le falta agua, pero tampoco.

—Me ha dicho el portero que vais a volver a cambiar el portal.

—Parece una casa de citas.

Celia no entiende de dónde se saca eso su madre y se acuerda de cuando en la UCI le dio por pensar que las mujeres de al lado eran putas. Qué apuro.

—Mamá, ¿te acuerdas del hospital?

La madre busca con la mirada en la mesa camilla.

—Tráeme la campanilla, que quiero mi vasito de quina. —Chasca la lengua—. Le tengo dicho que deje a mi alcance las cosas que necesito, caray.

Celia toma la mano derecha de su madre y la dirige hacia la campanilla, que está en el lado izquierdo de la mesa.

—Está aquí. Seguramente la has dejado tú misma. —Hace el esfuerzo de mirarla a la cara—. Intenta recordar que todavía no puedes ver por tu lado izquierdo. Sobre todo, cuando te muevas por la casa para no darte golpes.

La madre aprieta los labios y retira su mirada azul de Celia, como queriendo disimular la frustración.

—Si apenas me muevo. No tengo casi fuerza. Y Marilia también me da la lata con eso, en lugar de repasar la ropa de mis muñecas, que está llena de descosidos.

Celia no sabe si debe sacar a su madre de la confusión o seguirle la corriente. Coge de la mesita una pelota de goma y se la coloca en la mano izquierda.

—Venga. Tienes que fortalecer esta mano. Ahora te traigo yo la quina, pero te voy a quitar la campanilla para que te levantes. Anda, pórtate bien.

—No me trates como si me hubiera quedado tonta, niña.

Suena el timbre y Celia se va a abrir, aliviada.

—Deja que abra Marilia.

—Debe de ser Marta que viene a verte. Voy yo. —Celia hace el gesto de abrir y cerrar el puño—. Tú concéntrate en la pelotita.

Celia recibe a Marta y la lleva a la cocina, que parece un quirófano antiguo.

—¿Quieres algo?

—Solo agua. ¿Qué es esto?

Marta señala una copita de jerez vacía sobre una bandeja de plata. Junto a la bandeja hay una botella con un líquido oscuro, que debe de ser el brebaje que Marilia prepara como si fuera quina. Celia le cuenta la argucia con todo detalle.

—Esta Marilia es una joya —concluye Marta.

—A ver lo que aguanta, porque mi madre está insoportable.

Celia llena dos vasos de agua del grifo, los pone sobre la mesa de mármol y busca debajo un taburete.

—¿Tienes novedades? —Saca uno y se sienta.

—No muchas. —Marta coge otro taburete por el otro lado de la mesa—. Enciso me ha instalado una cámara en el laboratorio para ver quién chuperretea mis tubos de ensayo y me ha traído algunas muestras de sangre para que las analicemos. Tenemos que decidir qué buscamos en ellas.

—Para eso, necesitamos más información. No tenemos hipótesis de partida. ¿Se sabe al menos a quién pertenecen las muestras?

—Algunos nada más, como la pareja de macarras con la que os peleasteis en la calle Enciso y tú —Marta bebe un sorbo de agua—, pero ni siquiera tenemos acceso a su historial clínico para saber si les pasa algo más.

—Nos vendría muy bien acceder a algún estudio epidemiológico. Seguro que alguien lo está investigando.

—¿Crees que Enciso puede conseguir más información del Vaticano? —pregunta Marta.

—Hoy he hablado con él de eso, precisamente. —Celia rellena la copita y derrama un poco sobre la bandeja.

—¿Y qué te ha dicho?

—Que iba a intentarlo. —Celia se levanta a coger un trapo—. Me ha contado que los que le habían encargado este trabajo son los que se ocupan de las sectas en el Vaticano.

—¿Y de qué tiene relación Enciso con esa gente? —Marta huele la copa—. Da un poco de yuyu todo esto.

—Ahí donde le ves, Enciso tiene contactos en todas partes.

—Suena una campanilla —dice Marta.

—Mi madre. Vamos a llevarle su quina.

Marta deja los dos vasos en el fregadero y Celia coge la bandeja.

Por el pasillo, Celia advierte a Marta de que su madre sigue maquillándose solo medio rostro. Marta entra a la salita con una espléndida sonrisa.

—Hola, querida. —Se acerca a darle un beso—. ¡Qué bien te veo!

Marta se gira hacia Celia con los ojos como platos y baja la voz:

—¿Por qué no le lavas la cara?

—Porque no hay forma.

Marta se sienta a la derecha de la madre y le coge la mano izquierda.

—A ver cómo va esta mano. Apriétamela fuerte.

—¿Qué tal, Marta, guapa? —Le agarra suavemente la mano—. Tienes una melena preciosa, pero deberías hacerte la toga, que ya no tienes edad para llevar esos pelos.

—Ya sabes que a mí me gusta mi pelo rizado. Tú sí que tienes el pelo bonito. —Le acaricia el moño con mucha suavidad—. De un blanco precioso, pero no puedes ir con media cara pintada.

—No llevo media cara pintada. Qué tonterías dices.

—Sí la llevas. —Le coge un dedo y lo pasa por la mejilla maquillada—. ¿Lo ves? Aquí tienes maquillaje. —Le enseña su propio dedo—. Ahora dame este otro…

La madre de Celia se mira los dos dedos sin mediar palabra.

—Todavía no puedes ver bien lo que hay en tu lado izquierdo. Debes tenerlo presente.

5

Cuando Ramón entra en el laboratorio de genética, Celia lleva dos horas sentada frente al ordenador preparando una clase de extracción de ácidos nucleicos para técnicos de laboratorio. Los socios de la clínica tienen la costumbre de montar todo tipo de cursos con una universidad privada, cuya carga docente, que no los beneficios, reparten entre los empleados con admirable frescura.

—Te voy a hacer caso —anuncia Ramón.

—¿Cómo dices? —Celia levanta la vista sin saber de qué le está hablando.

—Que voy a seguir tu consejo y vamos a implantar a la mujer del «turbio embajador», como te gusta llamarlo.

Celia tarda apenas unos segundos en recordar el caso.

—Me parece muy sensato. ¿Ya has escogido donante?

—Eso venía a preguntarte.

Ramón se recoge el faldón de la bata y se sienta de lado en la mesa corrida que está justo a la espalda de Celia. Ella gira sobre la silla para quedar frente a él, aunque a una altura inferior.

—¿Quieres el esperma de Juan Luis? Te diré que es rácano a ese respecto —se cruza de brazos—, pero lo puedes intentar.

—Con todos mis respetos hacia Juan Luis —Ramón sacude el pie que ha dejado colgando—, no podemos errar el tiro.

A Celia le parece que el calcetín de canalé y el mocasín de borlas color corinto le envejecen sobremanera.

—¿Por qué no escoges un donante de los nuestros? —le pregunta—. Tenemos un montón de esperma congelado.

—Evidentemente, listilla. No vengo a verte por eso. Necesito que hagas tú la FIV, entre otras cosas, porque habrá que dar el cambiazo al esperma.

—¿Y cuáles son las otras cosas? —pregunta Celia, segura de la respuesta.

—Que tiene que salir perfecto.

Celia vuelve a girarse satisfecha hacia la pantalla. Minimiza el PowerPoint que estaba preparando y abre su calendario.

—¿Cuándo va a empezar ella el tratamiento hormonal?

—Ya está en tratamiento. La idea es extraer los óvulos y hacer la FIV dentro de seis días.

Celia se muerde el labio mientras escruta sus horarios.

—Dentro de seis días estará Paula haciendo ese trabajo. Yo ese día voy a dar esta clase que me han encasquetado. Como le irás haciendo ecografías a diario, me vas contando…

—Lo mejor sería que cambiaras la clase a otro día.

—No es tan fácil. —Celia pasea el dedo por la pantalla.

Ramón se pone de pie y Celia vuelve a girarse hacia él sin levantarse.

—Me lo podías haber dicho antes de empezar a hormonarla —protesta—. Todos dais todo por hecho.

—No te pongas así —dice Ramón—. ¿Qué tal sigue tu madre?

—Ya está recuperando la visión, gracias.

—Si necesitas algo…

—No creo que mi madre quiera tener más hijos. —Celia se coloca de nuevo frente a la pantalla y se pone a abrir y cerrar citas en el calendario—. Ni siquiera estoy segura de que alguna vez haya querido tenerlos.

—Menos mal que eso le salió mal. —Ramón le alborota el pelo de la coronilla.

—Voy a ver qué cambalache puedo hacer con las clases —dice sin apartar la vista del ordenador.

Ramón le estruja ambos trapecios a modo de agradecimiento y Celia retoma su presentación. Un par de horas después dará por cerrado el documento, recogerá sus cosas y se irá caminando al bar donde ha quedado con Enciso y Marta. Esta ha inscrito a los tres en un congreso internacional de hematología que se inaugura esta tarde con abundantes discursos institucionales y un cóctel. Celia no ha dado muchas explicaciones a Juan Luis porque no entendería su interés por esos temas. Le ha dicho que Marta le ha pedido que la acompañe a la inauguración de un congreso y que procurará no llegar tarde.

Cuando Celia entra en el bar, Enciso ya está tomándose una caña en la barra. Celia le saluda por la espalda y él saca una servilleta en zigzag antes de saltar del taburete de escay.

—Hola, Anselmo.

Celia espera a que Enciso se limpie la espuma para darle dos besos, pero, después de pasarse la servilleta satinada y prácticamente transparente, lo único que ha conseguido es humedecer todo el bigote. Ella le besa de todas formas y le roba un torrezno de un platillo de loza.

—Qué asco. Está frío.

—Sí. Que te pongan patatas con alioli mejor. ¿Te pido una cerveza? —Enciso se vuelve hacia la barra—. Pst.

El camarero se les acerca y Enciso pide una caña y una tapa de alioli.

—¿Cómo sigue tu madre? —pregunta.

—Mejor, gracias. ¡Qué guapo te has puesto! —Celia da un tironcito a la corbata para ver bien los diminutos microscopios que la decoran.

—¿Te gusta? —pregunta Enciso—. Es para pasar inadvertido.

Celia asiente con los labios piadosamente fruncidos.

—¿Has conseguido ya alguna información que nos pueda orientar un poco? —le pregunta.

—Sí, señora. —Se limpia el bigote con los dedos—. Mi contacto en Roma me va a mandar un estudio epidemiológico que han hecho unos suecos. Un tipo bien relacionado.

—No lo dudo. —Celia levanta las cejas.

Marta entra en ese momento con una cara hasta los pies. Saluda sin mucha efusión y pide un agua con gas.

—¿Se puede saber qué te pasa? —pregunta Celia.

—Que no me han cogido a Olivia en gimnasia rítmica los jueves.

—¿En serio? —se sorprende Celia.

—Como lo oyes. —Marta rechaza con cara de asco los torreznos que le ofrecen de aperitivo.

—Te pregunto si de verdad es eso lo que te pone de mal humor —insiste Celia.

—Di que te pongan patatas con alioli —sugiere Enciso antes de excusarse para ir al baño.

Marta le dice al camarero, que ya está metiendo la cuchara en la bandeja del alioli, que no quiere nada, gracias, y confiesa el verdadero motivo de su mal humor. Como Celia se imaginaba, lo de la gimnasia rítmica, aunque es verdad que no han admitido a la nena los jueves, a Marta le importa un bledo, porque puede ir a sevillanas en la urbanización. El asunto es que ha descubierto que Jacobo es el que se bebe la sangre de sus pacientes. Ha visto la grabación. Es horripilante.

—Lo hace con mucha calma —dice Marta—. Vierte un poquito de cada tubo hasta llenar un vaso de chupito. —Hace el gesto con el índice y el pulgar—. Después, se sienta en un taburete y se la bebe saboreándola durante varios minutos.

—Al menos, no te está contaminando las muestras —dice Celia.

Enciso vuelve del baño y Marta se lamenta de nuevo de lo mal organizadas que están las extraescolares de Olivia en un colegio que, encima, es un sacacuartos. Celia le clava la mirada con la intención de que deje de decir tonterías y les advierte de que deberían ir yendo al hotel en el que se celebra el congreso.

Cruzan la calle y llegan a la recepción del lugar. Marta se va a consultar el programa y Celia observa divertida cómo Enciso camina por la alfombra como si estuviera evitando pisar las manitas de un bebé. De pronto, se queda embobado ante una mujer rodeada de maletas de Louis Vuitton, cuyos pechos están a punto de reventar una camiseta blanca de canalé y tirantes, más propia de Marlon Brando haciendo de obrero que de clienta de gran hotel.

—Tenemos que ir al salón Calíope. —Marta se acerca a grandes zancadas y les entrega a cada uno la acreditación con su nombre colgando de una cinta blanca, estampada de gotas rojas. Enciso se cuelga la suya sin disimular el orgullo que le invade. Una vez en el salón, Marta y Celia buscan un sitio para sentarse. Enciso prefiere quedarse detrás para echar un primer vistazo a todos los asistentes.

—¿Se puede saber por qué no has contado lo de Jacobo delante de Enciso? —pregunta Celia, una vez sentadas—. Te recuerdo que él te puso la cámara.

Marta mira a Celia con inusual tristeza.

—Porque Ignacio le abre la puerta del laboratorio.

—¿Qué estás diciendo?

Marta cierra los ojos y asiente lentamente con la cabeza mientras enrolla el díptico del congreso.

—No sé qué hacer —dice en un hilo de voz.

—No nos precipitemos. —Celia busca una explicación en su mente—. A lo mejor le deja hacer esto para que no vaya mordiendo por ahí.

—Lo que haga Jacobo me da igual. Es un cretino. Pero Ignacio, joder... —Se le llenan los ojos de lágrimas.

—¿Has hablado con él?

—¿Qué voy a decirle? ¿Que es un irresponsable por dejar al padrino de nuestra hija degustar la sangre de mis pacientes?

Celia hace gestos con la mano para que Marta hable un poco más bajo.

—Le puedes preguntar por qué lo permite. No solo está poniendo en riesgo tu trabajo y la salud de tus pacientes. También la de su propio amigo. Lo que hace es una guarrería.

—¿De verdad crees que Ignacio no ha pensado en eso? —dice Marta—. ¡Por favor! Si quita los cordones a los zapatos antes de limpiarlos...

—Buenas tardes —suena una voz femenina amplificada justo antes de que se acople el micro.

Las azafatas apostadas en los pasillos miran alternativamente al escenario y a la mesa de sonido como jueces de silla hasta que un chico con el vaquero a la altura del ano cruza el salón corriendo a ras del suelo. Una vez en el escenario, mete mano durante un rato a la mujer para acabar sustituyendo el micro de solapa por uno de esos de diadema color carne que desde lejos parece un absceso graso. La mujer da las gracias a todo el mundo por todo y, a pesar de ser la directora científica del congreso, concluye pronto su intervención para ceder la palabra, uno tras otro, a media docena de carcamales que rememoran sin ninguna piedad y con todo detalle sus pretéritos méritos hematológicos.

—Creo que debemos contárselo a Enciso —susurra Celia—. Estamos los tres en esto. Él no va a hacer nada que te perjudique.

—Tampoco quiero buscarle un problema a Ignacio. Le podemos decir lo de Jacobo sin contarle que Ignacio le ayuda.

—Lo va a acabar descubriendo. No es tonto. —Celia se pone de pie cuando empiezan los aplausos.

La gente se levanta rápidamente de sus asientos y corre hacia el cóctel como una manada de ñus, salvo unos pocos que se quedan acechando a las autoridades hematológicas. Cuando Celia y Marta llegan al cóctel, Enciso ya tiene una copa en una mano y un canapé en la otra.

—Tenéis que probar la morcilla —dice con la boca llena—. Está buenísima.

—Pero si el cóctel era vegano. —Marta coge al vuelo una copa de cava.

—Por suerte, no lo es. —Enciso hace una especie de arabesco para alcanzar una cucharita de morcilla con piñones.

—La morcilla pega bastante en un congreso de hematología —bromea Celia—. ¿Qué nos cuentas, Anselmo? ¿Algo sospechoso?

—Tengo el ojo echado a unos cuantos. —Enciso no deja pasar un canapé sin probarlo—. Ese grupo de ahí, por ejemplo.

—Esos son testigos de Jehová. —Marta deja su copa vacía en una bandeja y coge otra llena—. Todo el mundo los conoce. Persiguen un sustituto de la hemoglobina que transporte oxígeno sin necesidad de glóbulos rojos.

—¿Y qué buscan exactamente? —pregunta Celia.

—Algo inverosímil. —Da un largo trago al cava—. Intentan sintetizar un pigmento respiratorio basado en el cobalto.

—¿Cobalto en lugar de hierro? —pregunta Celia—. Es como pensar que puede haber vida basada en el silicio.

—Pues reciben un montón de pasta de una de esas universidades californianas empeñadas en diseñar una raza superior. Dudo mucho que se dediquen al tráfico de sangre.

Marta apura la segunda copa de cava y da un traspié al abalanzarse sobre un camarero con una botella abierta.

—Vamos a sentarnos, anda —camina con la copa, otra vez llena—, que quiero contarle una cosa a Anselmo.

Marta coge de la muñeca a Enciso y se abre paso tirando de él. Celia los sigue hasta unos sillones Luis XIV o XV y Marta le cuenta a Enciso lo que ha visto en la grabación mientras da cuenta de su tercera copa.

—¿Cómo estás tan segura de que Ignacio sabe lo que hace Jacobo en el laboratorio? —pregunta Enciso.

Marta se queda mirando su copa.

—Ya me dirás qué otra cosa podría hacer allí.

—No deja de ser una suposición —insiste Enciso—. Lógica, pero suposición.

—¡Ignacio! —Celia levanta la mirada, sorprendida.

Ignacio está plantado detrás de la butaca de Marta, como si hubiera brotado en un bancal. Marta gira la cabeza con brusquedad golpeando la copa que Ignacio alza en ese preciso momento a modo de saludo.

—Ten más cuidado, joder —dice Marta mientras se pone de pie.

Ignacio saca del bolsillo un pañuelo de tela con sus iniciales bordadas con el que trata de secar el pelo y la blusa de su mujer.

Marta le arrebata el pañuelo para hacerlo ella y le reprocha que haya aparecido de repente, con tanto sigilo, y que beba refrescos, que él se creerá que son sanos por no llevar alcohol, pero son una marranada y a saber si se quita la mancha. Ignacio le recuerda que había quedado con ella en recogerla del cóctel y que las bebidas alcohólicas pueden manchar más que un refresco *light*. O es que ya se ha olvidado de la copa de Saint-Émilion que ella le tiró en su jersey de vicuña la pasada Nochevieja después de haberse bebido unas cuantas...

—Vámonos, anda. —Marta coge su bolso de la butaca—. Chicos, nos vemos aquí mañana.

Celia y Enciso se despiden desde el sillón.

—Marta está muy enfadada —dice Celia—. Comprensible, por otra parte. A ver si es capaz de no soltarle lo del vídeo. Va un poco borracha.

—Me cuesta creer que este señor sepa lo que su amigo hace en el laboratorio de Marta. —Enciso chasca los dedos al paso de un camarero cargado de cucharitas de morcilla.

—¿Por qué estás tan seguro? —pregunta Celia.

—No he dicho que esté seguro; no lo conozco, pero no da el perfil.

Enciso hace tales aspavientos que el camarero acaba por acercarse a ellos con la morcilla y un claro gesto de reprobación. Enciso hace acopio de unas cuantas cucharitas que deja sobre la mesita auxiliar.

—Está buenísima —dice mientras mastica.

—Es vegana, señor.

—Pues está muy lograda. ¿Nos trae un poco de vino para pasarla? —Enciso se recoloca la acreditación sobre la corbata.

El camarero señala impasible a su izquierda.

—Ahí mismo tienen la barra. El cóctel se sirve en el salón —indica antes de retomar su camino.

Enciso bufa y Celia se levanta rápidamente.

—Ya voy yo. ¿Qué quieres?

—Un vinito, ¿no?

Celia se acerca a la barra y pide dos copas de vino tinto. Cuando vuelve con ellas, Enciso está de pie.

—¿A que no sabes a quién he visto?

—Pues no. —Celia le da una copa y se sienta.

Enciso vuelve a sentarse.

—A Vicente Sanjuán.

—¿El enfermero? No fastidies. —Celia prueba la morcilla vegana—. Es verdad que sabe a morcilla. Qué asco.

—¿No te gusta la morcilla?

—Me encanta. Lo que me repugna es precisamente que sepa a morcilla sin serlo.

Enciso pone cara de entender a Celia a la perfección.

—Me voy a dar una vuelta por el cóctel, a ver con quién anda nuestro enfermero. ¿Te vienes?

Celia mira la hora.

—Me marcho ya. Quiero ver un rato a Juan Luis.

—Lógico. —Enciso se pone en pie y afloja un agujero la hebilla del cinturón—. Me voy al cóctel a trabajar un poco. Para estar hecha de soja o una mierda similar, la morcilla es fuertecita.

—Es que te has puesto morado. —Celia también se levanta—. Dime una cosa antes de irte. ¿Por qué has dicho que Ignacio no da el perfil?

Enciso se da unos toquecitos en la punta de la nariz.

—Olfato policial. Se le ve un hombre de valores.

—Lo dices por el pañuelo con las iniciales bordadas, que te conozco. —Celia le da un amistoso empujoncillo—. Veo que la evidencia te resbala, y eso no es propio de ti.

—No sabría explicarte qué es exactamente lo que me hace dudar, pero, por lo que me habéis contado de él y lo que he visto, me parece improbable que ponga en riesgo la reputación de su mujer por un tipejo como Jacobo.

—A lo mejor tiene una buena razón para hacerlo. —Celia coge su bolso del suelo—. No lo sabemos. Hala, vete a buscar a los traficantes de sangre. Hasta mañana.

Celia va al baño antes de irse. De vez en cuando es agradable lavarse las manos en un lavabo ovalado y con cierta profundidad, como deberían ser todos los lavabos para no salpicar si la gente fuese capaz de discernir entre la uniformidad práctica y el totalitarismo opresor. No tiene sentido innovar en cosas como la forma de un lavabo. Cada vez que Celia ve un lavamanos con forma de sepulcro para mascotas, le dan ganas de coger a Erich Fromm por las solapas. Perder el miedo a la libertad es tan grave como perder el miedo a las garrapatas.

Lástima que no haya toallas de lino, habrá que conformarse con celulosa de alta calidad. Al menos los espejos conservan su marco dorado, lo más efectivo para potenciar la belleza. Superan con mucho cualquier filtro digital.

En la calle hace fresco. El otoño empieza a notarse. Celia se cruza la chaqueta todo lo que da de sí y camina hacia la parada del autobús a paso ligero. Casi todo el mundo va hablando por la calle con auriculares. Se pregunta cuántos irán conversando de verdad y cuántos son simples locos camuflados. Ella a veces se los pone, cuando sabe que no va a poder reprimir sus discusiones imaginarias. El autobús no viene muy lleno, así que se sienta en el primer sitio que ve libre, aunque está reservado para embarazadas, ancianos, madres con bebé y cojos. Los ciegos tienen asignado otro lugar. Durante un rato se entretiene descifrando todos los pictogramas instructivos del autobús, como si fuera una iglesia románica. No se puede comer, hablar con el conductor o robar carteras. Tampoco está permitido pensar y, para impedirlo, los viajeros disponen de una pantalla que proyecta constantemente frases de Plinio el Viejo, consejos para limpiar una embarcación de recreo o la distribución geográfica del petirrojo.

Celia saca el programa del congreso para seleccionar las comunicaciones a las que asistir al día siguiente. La mayor parte de las conferencias versará sobre leucemias y linfomas, pero hay una sesión sobre rejuvenecimiento con plasma rico en plaquetas y otra sobre porfiria eritropoyética que no deberían perderse. La porfiria es una enfermedad rara de origen genético que afecta a la síntesis de hemoglobina y se asume como la mejor explicación científica del vampirismo legendario. Como no disponen de suficiente hemoglobina para transportar el oxígeno, los enfermos de porfiria necesitan transfusiones para vivir. Su sangre se llena de unas moléculas llamadas porfirinas que dan un montón de problemas. Por ejemplo, absorben la radiación ultravioleta provocando ampollas en la piel. Así que, además de estar pálidos por su anemia crónica, no pueden exponerse al sol. Encima, se les retraen las encías y sus dientes parecen más largos. Lo tienen todo, menos el vicio de morder, y lo de ser inmortales, claro. Pobre gente. Es muy poco probable que la porfiria tenga que ver con casos como el de Jacobo o la señora del restaurante *healthy*, pero quizá en esa sesión descubra algún dato interesante.

Cuando Celia llega a casa, está todo apagado. Deja sus cosas tiradas en la entrada y revisa el móvil. Tiene un mensaje de Juan Luis. Se va con Ramón a una de las veladas musicales que organiza su mujer. Sofía trabaja en una fundación muy pequeña y muy fina organizando actos que enriquecen el espíritu de la burguesía y, en ocasiones, la elevan al rango de corte.

Celia le llama por si le diera tiempo a sumarse al plan, aunque suele encontrar ñoños y soporíferos a más no poder los conciertos que programa la mujer de Ramón.

En todo caso, no le coge el teléfono. Mejor. Se quita el sujetador, el momento guau del día, como diría un *copywriter*, y se pone el pijama, su prenda favorita después de la bata de estar por casa. Le da pereza prepararse nada. Abre la nevera por si hubiera algo rico, pero solo queda un resto de tortilla de berenjenas. Coge un yogur de proteínas con sabor a chocolate, que viene a ser lo mismo que la morcilla vegana. A Juan Luis le gusta tomarlos después del gimnasio. Ella se apuntó con él hace un año, pero solo iba a la sauna, así que se borró. Se va con su alimento procesado al sofá para ver, por trigésima vez, *Hanna y sus hermanas*. De todas formas, podría haberle preguntado si quería acompañarle. Si al menos tuvieran un gato…

Juan Luis la despierta por la mañana con besos en el cuello y claras intenciones de follar. Celia lo toma como una disculpa y aunque está muerta de sueño abre las piernas. Una vez los genitales de ambos están debidamente acariciados, se da la vuelta para hundir la cabeza en la almohada y seguir en un grato duermevela, compatible con el placer. Juan Luis se corre en su espalda con un ímpetu proporcional a su fobia a la concepción. Celia se lleva la mano a la cabeza.

—Haz tú el café, anda, que me voy a lavar el pelo.

—Estoy muerto, nenita. —Le acaricia el culo—. Déjame dormir un poquito. Tú has dormido mucho más que yo.

—¿A qué hora viniste?

—Tarde, pero con grandes noticias.

Celia se incorpora dispuesta a escucharle.

—Cuenta.

Juan Luis le pasa el dorso de la mano por una teta.

—Diez minutos y te juro que me levanto.

Celia se va a la ducha bastante intrigada. ¿Cuál será la noticia? ¿Sol va a ponerse a trabajar? No es muy probable. A lo mejor le pide que se casen. Entonces ¿por qué se ha corrido en su espalda? Además, no se pide matrimonio a las siete de la mañana delante de un café. Bobadas. Mete la cabeza debajo del agua para enjuagarse por tercera vez. Las gotas son demasiado finas y el champú demasiado natural. Seguramente tiene que ver con el trabajo. Igual le han hecho jefe de servicio en el hospital. Tendría que dejar la clínica. Bueno, a lo mejor así hace por verla un poco más. O quizá Ramón y Sofía van a tener un cuarto hijo. Tendrá que acabar por pedirle a Ramón un poco de semen, como Hanna. Y, como en la película, Sofía lo impediría. Celia sale de la ducha, se enrolla una toalla a la cabeza y otra por debajo de los sobacos. Limpia el vaho del espejo con el antebrazo y deja caer la toalla. Coge el lápiz de ojos y se lo pone debajo de una teta. No se cae.

—¡Juan Luis! Han pasado más de diez minutos —grita.

Mientras Juan Luis se ducha, Celia prepara el desayuno. Todo menos el café, que hay que hacerlo al momento en la máquina esa que parece una hormigonera. Celia entra al baño a secarse el pelo mientras Juan Luis prepara su espuma de afeitar con una brocha de pelo de tejón y un jabón de triple prensado. Lo bueno de esa costumbre es que el enchufe queda libre. Celia apaga el secador cuando Juan Luis todavía se está extendiendo la espuma por la cara y, como siempre que le ve hacerlo, le dan ganas de echarle chocolate caliente por encima.

—Bueno, cuéntame de una vez —pide Celia—. Me tienes intrigada.

Juan Luis se sonríe a sí mismo en el espejo.

—Me han propuesto ser socio de la clínica.

—¿Cómo dices?

Celia recoge el cable y guarda el secador en un armarito bajo el lavabo cuadrado que tanto le gusta a Juan Luis y que los obliga a tener una fregona detrás de la puerta.

—Ayer coincidí con Lidia en el concierto.

—¿Lidia, nuestra jefa?

—Ajá. —Juan Luis se retira el lóbulo de la oreja para embadurnarse por detrás—. La presidenta del consejo de administración.

—Sé el cargo que tiene, gracias, pero no entiendo... ¿Fue casualidad?

—No del todo. —Juan Luis se repasa el cuello—. Ramón me ayudó improvisando una cena.

—¿Y por qué no me avisaste?

—Estabas con Marta en un congreso y, además, tampoco vino Sofía.

—¿Y quiénes fuisteis a cenar, entonces? —pregunta Celia—. ¿Los tres solos?

—Y una amiga de Lidia. —Mira a Celia con aire cómplice—. Una petarda, pero Ramón la tuvo entretenida.

—¿Me estás diciendo que Lidia te tira los tejos?

—Profesionalmente.

—¿Y tú le sigues el rollo?

—¿No estarás celosa, nenita?

—Pues no lo sé, la verdad.

Celia se sienta sobre la tapa del retrete, porque no tienen bañera, que es donde toda la vida uno se ha sentado a charlar en el cuarto de baño. En su lugar, tienen esa ducha de riego por aspersión. Juan Luis saca del cajón una navaja de afeitar que más bien parece un viejo cuchillo corso.

—No empieces con tus paranoias —dice mientras la abre.

Aprovechando que empieza la fase más delicada del absurdo ritual de afeitado en la que Juan Luis no puede replicar, Celia le suelta todo lo que piensa. Mientras, él pone caras de tenor de tercera al estirar la piel.

—Con todos mis respetos, yo aporto a esa clínica mucho más que tú —comenta Celia—. Hago diagnósticos genéticos que no sabían ni que existían, no fallo una sola inyección espermática, imparto las clases que ellos se embolsan con sus trapicheos formativos... Tú vas un par de ratos a hacer ecografías y ver mamografías y ¿te proponen ser socio? Y encima te parece normal que esa asquerosa te lleve a cenar en plan parejitas.

Juan Luis golpea la navaja de acero en el lavabo. Todavía le queda media cara por afeitar. Celia piensa en su madre por un instante.

—Me parece que estás sacando las cosas de quicio, cariño. Es evidente que Lidia me aprecia, pero no tengo más intención que aprovecharme de las circunstancias profesionalmente. —Termina de quitarse el jabón—. Deberías estar por encima de esas cosas.

—¿Dónde fuisteis a cenar?

—A un japo espectacular. Ya iremos nosotros.

—¿Y le hablaste de mí, al menos?

Juan Luis enjuaga la navaja bajo el grifo.

—Es que no venía mucho a cuento.

—Vaya. ¿No venía a cuento mencionar que antes de tomar una decisión te gustaría comentarlo con tu pareja?

—A ver, Celia, me lo ha propuesto a mí. —Se seca la cara con una toalla—. No digo que sea lo más justo, pero ha venido así la cosa. Cuando sea socio, haré lo posible por que te lo propongan a ti también, pero hay que ir por pasos.

—Dime una cosa: ¿para ser socio no hay que poner pasta?

—Sí —se echa en la mano un chorrito de *after shave*—, pero he dejado muy claro que con el divorcio no me puedo meter en grandes inversiones.

—¿En pequeñas sí? —pregunta Celia.

—Por el momento entro con un porcentaje simbólico que, además, iré cubriendo con mi trabajo. —Limpia el lavabo de pelos y espuma.

Celia lo persigue cuando él regresa a la habitación para vestirse.

—A ver si lo entiendo —insiste Celia—. Has cogido un segundo trabajo para pagar las excentricidades de Sol y ahora vas a dejar de cobrar porque a esta señora le apetece acariciarte el paquete con el pie en los consejos de administración. ¿Es correcto?

—No me gusta nada cuando te pones tan soez —Juan Luis descuelga una camisa para gemelos—, pero bueno. Tú piensa que esto, a largo plazo, nos hará ricos.

—Si es tan segura la inversión, ¿por qué no le has sugerido que yo puedo hacer lo mismo?

—Porque yo tengo el hospital y este es tu único trabajo —responde Juan Luis—. Haré más guardias para compensar.

—Dime una cosa, si hubiésemos estado casados, ¿me habrías consultado?

—No te enfades, nenita. —Juan Luis coge unos gemelos del cajón.

—No me llames nenita. —Se le llenan los ojos de lágrimas—. No es por el dinero, ¿verdad? Ni por el prestigio profesional. A ti te pone cachondo que abusen de ti. Por eso no me quieres.

—No te tomaré en cuenta las barbaridades que estás diciendo, porque sé que no las piensas. —Le da un gemelo y estira el brazo—. ¿Me ayudas?

Celia deja el gemelo en la mesilla de noche.

—No te pongas gemelos para ir a hacer ecografías a los gitanos, hombre. No seas ridículo.

Celia se larga de casa despotricando sin importarle no llevar los auriculares puestos. Sí, está celosa, envidiosa e iracunda. La culpa de su malestar la tienen san Pablo y los corintios. El amor todo lo soporta, hasta que deja de hacerlo.

Cuando llega al hotel, Marta está de pie hablando con un joven de melena rubísima. Es alto y bastante guapo. Va en vaqueros y tiene las muñecas llenas de pulseras de cuero. Celia se les acerca.

—¿Qué te pasa? —pregunta Marta al verla—. Qué mala cara traes.

—Creo que me voy a separar.

—¿De repente? —quiere saber Marta.

—La presidenta de la clínica se lo llevó anoche a cenar para proponerle participar en la sociedad.

—¿A él solo?

—Sí —responde Celia—. A él solo, y le parece tan normal.

—Pues a la calle con él —dice el joven con acento extranjero.

—Mira qué majo —exclama Marta—. Te presento a Thomas.

—Encantada.

—Thomas es experto en vampiros. —Marta mira a Celia con cara de haber ganado al *Cluedo*—. Murciélagos hematófagos, claro.

—¿Qué si no? —Celia intenta disimular su sorpresa—. Yo soy Celia. —Le estrecha la mano que él ha tendido—. ¿De dónde eres?

—De Países Bajos.

—Pues hablas muy bien español.

—Es que mis murciélagos son americanos.

—¿No te parece genial, un veterinario en un congreso de hematología? —pregunta Marta con entusiasmo.

—Me parece perfecto. —Celia mira a los ojos azules del joven—. Los veterinarios sabéis más que los médicos de casi todas las enfermedades.

—De las zoonosis, sin duda —dice Marta—. La próxima pandemia es probable que venga de un murciélago, ¿no?

—Por pura estadística; son portadores naturales de muchos virus y hay mil trescientas especies de murciélagos. —El chico sonríe como si fuera a cobrar por ello.

Celia nota a Marta muy interesada en el joven que, todo sea dicho, parece la encarnación de una deidad germánica.

—Thomas, ¿estudias virus de murciélago?

—Nada de eso. —Vuelve a regalarles otra espectacular sonrisa—. Trabajo en una empresa farmacéutica investigando una proteína de la saliva del vampiro común que tiene un efecto anticoagulante muy interesante.

—Me suena haber oído hablar de ello hace unos años... —comenta Marta—. ¿No se llegó incluso a ensayar un medicamento para los ictus?

—Te veo muy informada. —Thomas parece sorprendido—. La desmoteplasa, pero aquel ensayo no dio buenos resultados.

—Y ¿estáis probando una nueva fórmula? —pregunta Marta.

—No. Se trata de otra cosa. Ya no buscamos un tratamiento clínico, sino conservar mejor, y durante más tiempo, la sangre para las transfusiones.

Celia y Marta dejan de admirar por un instante a la escultura humana con conocimientos moleculares para mirarse ellas. En ese momento aparece Enciso con un traje de cuadros marrón y la misma corbata de microscopios azul marino que llevaba el día anterior bajo su acreditación bien visible. Celia se da cuenta de que lleva la suya en el bolso y se la cuelga del revés.

—¿De dónde has sacado ese café? —pregunta Celia a modo de saludo.

—Lo reparten a la entrada del salón Artemisa. —Enciso da un ruidoso sorbo a su café con leche—. Está muy caliente.

—Mira, este es Thomas. —Lo señala con la palma de la mano abierta—. Un científico holandés que se ocupa de mejorar la conservación de la sangre. Eso a ti te interesa mucho.

Enciso cambia la taza de mano y se la estrecha.

—*Nice to meet you. I am Anselmo.*

—*Nice to meet you.*

—Thomas habla español perfectamente, Anselmo —dice Celia—. Enciso es gerente en la clínica de Marta. ¿Vamos todos a por un café?

—Yo, si no os importa, voy a repasar mi presentación. —Thomas mira su Casio ante la fascinación de Celia—. Encantado de conoceros. ¿Nos vemos luego?

—Claro. Iremos a escucharte —asegura Marta mientras empuja a sus amigos hacia el salón Artemisa.

—¿Cómo que gerente? —pregunta Enciso.

—No vamos a decir que eres detective —contesta Celia—, y tampoco te vas a poner a discutir con este hombre de proteínas anticoagulantes.

—Te recuerdo que fui tu jefe en el laboratorio de ADN de la policía.

—También recordarás que la que sabía de ADN era yo, amigo mío. Sigue andando. Tienes que sacarle información, que eso sí que no lo sabemos hacer nosotras.

Mientras esperan en la cola del café, Marta y Celia le cuentan lo que han hablado con Thomas y lo sospechoso que resulta lo de anticoagular la sangre a granel.

—¿Pensáis que puede tener relación con el contrabando de sangre? —pregunta Enciso.

—Eso es lo que deberías averiguar —dice Marta—. Pégate a él después de su charla.

—Podríamos llevárnoslo a tomar una copa esta noche —propone Celia.

Marta se echa a reír mientras pide dos cafés: solo para ella y con leche para Celia.

—¿Las dos?

—Si quieres, nos lo rifamos —sugiere Celia—, pero tú estás casada.

—Con el mayordomo de Drácula. Y tú vives con tu novio, perdona.

—No sé si tengo novio. —Celia vuelve a ponerse triste.

Enciso, que no ha parado de mirarlas como si estuviera siguiendo un partido de tenis, les recuerda que Thomas ahora es un sospechoso y no se liga con los sospechosos. Insiste además en la presunta inocencia de Ignacio. Marta se muestra interesada en la hipótesis de Enciso y este sugiere que le haga venir de nuevo a recogerla después del congreso. Si se van a cenar todos juntos, él podría sacarle más información. Celia menciona el japonés al que fue Juan Luis la víspera, y Enciso la mira como si hubiera propuesto cenar perro rabioso. Marta, que encuentra el plan excelente, pregunta a Celia desde cuándo le gustan los japoneses. Celia confiesa que desde esa mañana. Enciso por ahí sí que no pasa y Marta, que conoce el restaurante en cuestión, resuelve el dilema advirtiendo que es carísimo. Celia saca el programa de mano y les recuerda que aún están a tiempo de apuntarse todos a la cena con espectáculo del congreso, incluido Ignacio. Así dispondrán de más tiempo para conocer mejor a los ponentes que les vayan resultando sospechosos a lo largo del día.

—Ten cuidado con el holandés, Celia —advierte Enciso—. Que tienes imán para los mafiosos.

—Deja de recordármelo —protesta Celia—. Me voy, que empieza la sesión de porfirias. Nos vemos luego.

Celia y Marta se reparten las conferencias a lo largo del día. Durante la comida discuten si el proyecto de hemoglobina sintética basada en el cobalto es completamente absurdo o tiene alguna posibilidad. Enciso las saca de su ensimismamiento molecular para llevarlas al grano. Los testigos de Jehová son los menos sospechosos del planeta como consumidores de sangre humana. Marta está de acuerdo con él en que habría que centrarse en los tratamientos para rejuvenecer. Los que se meten sangre adolescente para volverse más jóvenes no están muy lejos de lo que han hecho siempre los vampiros. Celia le recuerda que la mayoría de las terapias de rejuvenecimiento se hacen con plasma rico en plaquetas, normalmente del propio sujeto. No necesitan sangre de otros. Enciso sugiere que la gente que se empeña en mantenerse joven podría perfectamente practicar rituales satánicos. A Marta le entra la carcajada. Según eso, ella, que se puso implantes de pecho, también es candidata para formar parte de una secta. Celia le explica a Enciso que los intereses científicos de los testigos de Jehová coinciden con los de aquellos que se dedican a desabastecer los hospitales de sangre para bebérsela, sea en rituales satánicos o como aperitivo. Disponer de un sustituto clandestino de la sangre para ponérsela a los enfermos facilitaría muchísimo el robo de sangre verdadera. Por eso es muy importante saber en qué punto está esa investigación. Thomas aparece en ese momento y les pregunta si se van a quedar a la cena del congreso y si puede sentarse con ellos, puesto que no conoce a nadie más. Celia siente la necesidad imperiosa de ponerse un poco mona.

Cuando entra en casa, Juan Luis está tirado en el suelo montando un avión con su hijo Mateo. La niña está junto a ellos haciendo deberes. Los dos niños están comiendo un yogur con fresas al que prestan la atención justa. A Celia le sorprende que lo hagan sobre la misma alfombra que Juan Luis no soporta que ella pise con zapatos. No le sobra el tiempo, pero hace un esfuerzo por integrarse un ratito. El concepto de familia reconstituida le recuerda a un enorme vaso de colacao que, por cierto, se limpia mucho mejor que las fresas.

—¿Necesitas ayuda con los deberes? —pregunta Celia.

La niña no contesta y deja caer una cucharada de yogur, que restriega con la falda de tul que sus papás le permiten llevar al colegio.

—Qué dibujo más bonito estás haciendo —aplaude Celia con exageración—. Esa brujita te ha salido muy bien.

La niña asiente con la cabeza mientras mordisquea la cucharilla.

—No es una bruja. Eres tú.

Celia se pregunta qué debe sentir ante un retrato de sí misma con una nariz enorme y la sonrisa dibujada al revés en la esquina de una escena familiar protagonizada por una Sol tan radiante como su nombre. Lo primero que se le viene a la cabeza es quemarle la falda de tul con un cigarro, pero no fuma, así que elogia el retrato y le pregunta si sería posible añadirle una diadema de orejitas de gato igualita que la suya. La niña se toca su diadema y pinta con evidente satisfacción lo que Celia le ha pedido. De paso, borra la enorme nariz y se la vuelve a dibujar más pequeña dejando un borrón que Celia encuentra encantador.

—¿Quieres chocolate? —ofrece Celia agradecida.

—¡Sí! —La niña tira su cuaderno por los aires.

—Yo también quiero. —Mateo se levanta de golpe y pisa el avión que estaba acabando de montar su padre—. Chocolate, chocolate, chocolate.

—Mateo, joder —protesta Juan Luis—. Celia, sabes que existe el acuerdo de no darles dulce entre semana.

—Ese acuerdo no lo he suscrito yo. —Celia coge a cada niño de una mano—. ¿Vamos a la cocina?

Los niños van dando saltitos por el pasillo. En cuanto cogen el chocolate, se dan media vuelta tras un breve «gracias» y regresan con su padre. Celia se mete en la boca un buen pedazo de chocolate a modo de bozal y guarda lo que queda en el cajón de las guarrerías antes de irse a la ducha. Todavía en toalla, empieza a revolver su lado del armario. El entretiempo es un asco para las clases medias, como ya advertía Eduardo Mendoza. Escoge finalmente un vestido veraniego con mucho escote y se enrosca un fular kilométrico para no acatarrarse.

—Pasadlo bien, chicos —se despide al salir.

—¿Adónde vas, si puede saberse? —pregunta Juan Luis.

—A la cena del congreso de hematología con Marta.

—No me habías dicho nada.

—Lo hemos decidido sobre la marcha —contesta Celia sin mencionar la cena de Juan Luis de la víspera.

—¿Y me dejas aquí solo?

—No estás solo, cariño. Estás con tus hijos.

Celia lanza un beso al aire y se marcha. Una vez en el hotel, se pone unos tacones que llevaba camuflados en el bolso. A la entrada del salón Perséfone se encuentra con Thomas, que se ha quitado los vaqueros para calzarse unos pantalones brillantes y una pajarita naranja. Si algo hay que reconocerle a Juan Luis es que hasta su brocha de afeitar está hecha con la parte más elegante del tejón: los pelos de la nuca. En la mesa ya están sentados Marta, Ignacio, Enciso y una pareja un tanto peculiar: una mujer muy grande y muy maquillada y un hombre pequeñito, con el pelo pintado de negro azabache. Al rato, se sienta un señor con aspecto de ratón de laboratorio, incluidas las gafas redondas de metal que se le presuponen a cualquier personificación de un ratón. La señora exuberante es catedrática en la Universidad de Santiago de Compostela, especialista en anemias hemolíticas, y el señor del pelo pintado, su marido. El ratón es el vicepresidente de una asociación de pacientes oncológicos.

Un periodista que fue famoso hace veinte años les da la bienvenida con el entusiasmo de un jefe de pista circense y da paso a un vídeo que repasa la actividad de la Asociación Española de Hematología. Durante la merluza a la marinera, se hace francamente difícil mantener una conversación continuada, porque un individuo en zapatillas de deporte y americana ajustada no para de contar chistes de mal gusto sobre las enfermedades de la sangre. Cuando sirven el postre tiene lugar la tómbola benéfica. Thomas es el único que no compra ni una sola papeleta. Celia se pregunta si es por falta de sensibilidad hacia el linfoma no Hodgkin o ratería endémica de su región. En todo caso, un tipo joven, guapo y supuestamente listo que va a desaparecer mañana no es peor opción que ponerse a rebuscar una dosis entre los donantes de la clínica. Además, probablemente duerma en ese mismo hotel. Al pequeño marido de la catedrática le toca una estatuilla de la ninfa Juventas. Ignacio le pregunta si él también es médico. No lo es. Se dedica al mundo del pan. Ignacio menciona la importancia del pan en todas las culturas desde el Neolítico. Es inherente a muchos rituales religiosos y a la mayoría de los índices económicos. Marta encuentra gracioso que el pan sea el común denominador del IPC y de la eucaristía y Celia comenta que el ergotismo, en la Edad Media llamado fuego de San Antonio, ha vuelto a Europa por culpa de las harinas ecológicas de centeno infectadas por el cornezuelo. Al marido de la catedrática todo eso le da lo mismo. Él es encargado de planta en una panificadora industrial y solo le interesa que sus trabajadores saquen las bandejas del horno antes de quemar las pistolas. A Enciso le parece formidable que se refiera a las barras de pan con ese nombre, por desgracia, casi en desuso. Rápidamente hacen buenas migas.

Después de un momento musical al acordeón, Celia le propone a Thomas salir al bar del hotel a tomarse una copa. Están solos en la barra. Celia no logra desviar la atención de la pajarita naranja, salvo a ratos, que consigue fijarse en cómo sube y baja la nuez, grande y viril, mientras le habla de una novia chilena que le dejó, porque él no quería tener hijos, y a la que todavía echa de menos. Celia le pregunta por qué no quiere tenerlos si la evolución nos ha traído hasta aquí para reproducirnos, no para asistir a conferencias o conocer playas de ensueño. Él quiere libertad de movimientos, comer cuando tiene hambre y dormir cuando tiene sueño. Celia le dice que eso es justo lo que hacen los bebés. No se da por aludido. Simplemente no quiere ser responsable de ningún otro ser humano, pero echa de menos a su morocha. El erotismo huye de Celia como el aire de un globo que se deja escapar después de inflado. Con un poco de sangre fría —debería de haber ido a la charla de congelación de plasma—, podría hacerse con su semilla. Lo que parece difícil es llegar al polvo; se le ve muy melancólico. Asumiendo que su estupidez es ambiental, seguro que tiene un buen material genético. Sería tan sencillo como decirle que toma la píldora y, si te he visto, no me acuerdo.

Cuando Thomas le coge la mano, parece que el camino empieza a allanarse, pero, a la hora de pagar, resulta que el holandés había interpretado que se trataba de una invitación por parte de Celia. Ahí sí que se esfuman de un plumazo todas las fantasías reproductivas de Celia. Una cosa es ser imbécil y otra muy distinta, tacaño. Como nuestra mente es pendular y la empatía siempre tiene un lado oscuro, a Celia se le contagia la melancolía de Thomas por su chilenita. Se le viene a la cabeza Juan Luis, que estará con los dos niños metidos en la cama, calentitos, todos en pijama, como los cochinitos de la canción. Tampoco nos engañemos, ella se habría quedado fuera, como en el dibujo de la niña, durmiendo en la cama nido de Ikea, pero al menos estaría en su casa. Perdida en el laberinto sin salida de los afectos, se cambia los zapatos allí mismo y, cuando va a despedirse para siempre jamás, siente un horrible pinchazo en el cuello.

A pesar del intenso dolor, Celia contiene un grito y acierta a darle un rodillazo en los huevos. El holandés la suelta de inmediato y se acurruca junto a la barra mientras profiere cosas que suenan muy barriobajeras. Es verdad que también podría estar recitando un mantra de inspiración budista. Con las lenguas bárbaras, es difícil saber. Enciso aparece de repente —seguramente estaba al acecho— y le enseña su antigua placa de policía. Celia coge un hielo de su copa y se lo pone en el cuello; Enciso saca unas esposas con las que inmoviliza a Thomas antes de llevárselo a un lugar más tranquilo, según sus palabras.

—¿Quiere tomar algo? —pregunta el camarero agarrado a la barra.

—¿Un ibuprofeno no tendrás...?

—Pruebe este tequila. —Le sirve un chupito—. Es mano de santo. ¿Le duele mucho?

—¿Usted ha visto lo que me ha hecho ese tipo?

El camarero respira hondo y corta unos gajos de lima que le pone en un platito junto al tequila antes de contestar.

—Yo no sé qué le pasa a la gente últimamente...

—¿No es la primera vez que ve uno de esos ataques?

El camarero niega con la cabeza.

—Solo llevo un mes aquí, pero en el restaurante japonés en el que trabajaba vi unos cuantos. Algunos muy aparatosos. ¿Quiere más hielo?

Celia asiente con la cabeza mientras se seca con una servilleta. No sale sangre, menos mal. El rodillazo parece haber evitado males mayores. Se siente orgullosa y a la vez sorprendida por sus propios reflejos. Le cuesta creer que detrás de esto no haya ninguna droga psicotrópica. El camarero se va a atender una mesa después de ponerle un vaso lleno de hielos y una servilleta de tela. Suena el trotecillo de unos tacones a paso ligero. Celia reconoce perfectamente los andares de Marta y se da la vuelta.

—¿Cómo estás? —pregunta su amiga—. Me acaba de llamar Enciso. Déjame ver la herida.

—No sangra, pero duele una barbaridad. —Celia se quita el hielo del cuello y gira la cabeza.

—Tienes una herida muy superficial que, en todo caso, hay que desinfectar. Y te va a salir un buen hematoma. —Marta mira la mano de Celia—. Muy bien que te estés poniendo hielo, pero envuélvelo en la servilleta, que te vas a quemar la piel, mujer.

—Y estoy tomándome este tequila que me ha puesto ese chico tan majo. —Señala al camarero—. Por cierto, me ha contado que ha presenciado más ataques.

Marta saca de su bolso un pequeño neceser y, de él, un espray de Cristalmina que pulveriza sobre el mordisco.

—¿Cómo ha ocurrido?

—¡Ayyy! —se queja Celia—. Me estaba despidiendo; la conversación no daba más de sí. Me ha mordido justo cuando me iba a ir.

Marta guarda el espray y coge una tirita de unicornios que le pone a Celia en el cuello y un pintalabios de Christian Dior. Abre la cámara del móvil en modo selfi y la apoya en el vaso de los hielos mientras pregunta antes de pintarse:

—¿Y crees que iba drogado?

—En la cena estaba normal. Tú le has visto. Y no se ha levantado en ningún momento… —Celia coge otro hielo con cuidado de no interferir en el improvisado tocador—, pero parece lo más lógico, desde luego.

—Enciso está ahora interrogándole. —Marta se frota un labio con otro y recoge sus cosas—. Ya le he dicho que me lo traiga al laboratorio para hacerle análisis.

—¿Hoy?

—Si queremos ver si hay drogas, cuanto antes.

—¿Y cómo lo va a conseguir? ¿Se ha tragado que es policía?

—No tengo ni idea. Ahora nos contará. Tú vete a casa, que necesitas descansar.

—¿Qué le vas a decir a Ignacio? —pregunta Celia levantándose de su taburete.

—No lo he pensado. Por el momento está departiendo tan a gusto con el panadero.

Celia apura el tequila.

—Siempre tan atento tu Ignacio. Yo tampoco creo que esté compinchado con Jacobo, fíjate lo que te digo.

Marta se encoge de hombros.

—Eso espero…, aunque lo del panadero no es gentileza. Su intención es atemperar a su mujer, que le está echando los tejos descaradamente.

—¿A Ignacio?, ¿la catedrática gallega?

—Sí, hija, sí —se ríe.

—¿Contigo delante?

—A mí me estaba poniendo la cabeza como un bombo el de la asociación de pacientes.

—¡Qué fuerte! Se me ocurre una cosa —propone Celia—. ¿Por qué no le pides que me lleve a casa? Dile que me he dado un golpe o algo así y os vais Enciso y tú con Thomas.

—Porque no tiene sentido que él se vaya solo a casa con el coche.

—Dile que te recoja luego en la clínica. Que te has dejado algo importante, y así ganáis tiempo.

—Eso no es mala idea.

Celia se despide con un gesto de agradecimiento del camarero, que está recogiendo unas copas vacías en la otra punta del salón. Esperará a Ignacio en el vestíbulo.

Cuando llega allí, no hay donde sentarse, así que se apoya en el mostrador de la recepción a hojear un folleto del servicio spa del hotel. Un masaje llamado geotermal, que consiste básicamente en ponerte y quitarte piedras frías y calientes como si jugaran a las tabas sobre tu espalda, cuesta ciento veinte euros.

—Perdóname, no sé lo que me ha pasado.

Celia levanta la vista del folleto y se encuentra a Thomas cabizbajo. Su espléndida sonrisa ha desaparecido, pero la pajarita naranja sigue ridículamente donde estaba. Enciso le tiene cogido con suavidad del brazo. Ya no lleva las esposas.

—Va a colaborar. Se viene a la clínica a que le saquemos sangre.

—¿Por qué me has mordido?

—No lo sé. No quería que te fueras, pero no sé por qué lo he hecho.

—¿Has bebido sangre alguna vez? ¿Te dedicas a anticoagularla para venderla a gente como tú?

Enciso carraspea señalando al recepcionista que les está mirando con cara de haber encontrado a su novia en un escenario de estriptis.

—No es el sitio, Celia —susurra Enciso—. Ya me ha contado bastantes cosas.

—Estarás harto de aguantar actores... —Celia se dirige al recepcionista.

Ignacio llega en ese momento con las llaves del coche en la mano.

—Me ha dicho Marta que te has dado un buen golpe en el cuello. ¿Cómo ha sido? Qué sitio más difícil para golpearse. Pobrecita.

—Pues sí. —Se lleva la mano al cuello—. Me he clavado la flecha de un cupido de mármol que hay en el baño de mujeres.

—¡Qué barbaridad! Deberías poner una reclamación. ¿Lo has hecho?

—Sí, sí, claro.

Celia mira alternativamente las caras de estupefacción del recepcionista y de Thomas y cree que es buena idea disolver cuanto antes la reunión.

—Te agradezco un montón que me acerques a casa.

Marta aparece en ese momento.

—Ya me he despedido de tu nueva novia, querido —informa sonriente a su marido—. Idos ya, que Celia necesita descansar. Anselmo, tú espérame un momento; voy al lavabo y luego comentamos los análisis de tu tía.

—Ten cuidado tú también con Cupido —advierte Ignacio.

—¿Lo dices por el pesado de la asociación? —pregunta Marta—. ¡Qué horror!

—No. Lo digo por la escultura del baño.

Marta se queda callada con la boca abierta.

—Con la que me he dado yo el golpe, boba —interviene Celia.

Marta respira hondo haciendo un gesto híbrido entre la risa y un ataque de nervios, muy parecido a una expresión de su hija Olivia.

—Ah. Muy gracioso —dice Marta—. Bueno, cariño, nos vemos en la puerta de la clínica en una hora.

—¿Tanto? No tardo nada en llevar a Celia.

—Sí, pero antes tengo que hablar con Enciso de unos análisis que me ha enseñado de su tía. —Da la espalda a Enciso y baja la voz—. Está fatal la pobre. —Pone cara de circunstancias—. Toda la pinta de un cáncer.

Ignacio mira a Enciso con cara de lástima y le hace a Celia un gesto para que la siga. Ella no puede evitar mirar al recepcionista, al que no parece quedarle una gota de sangre en el rostro.

—Te mandaré un par de entradas para el estreno —le dice Celia con su mejor sonrisa y en tono de gran secreto.

Ignacio ha aparcado su Volvo SUV híbrido recargable en un parking público cercano. A Celia no le pasa inadvertido cómo el marido de su amiga hace un barrido visual a la carrocería antes de abrir la portezuela del asiento trasero, en el que deposita su chaqueta junto a la sillita rosa de Olivia.

—Perdona que el coche esté hecho un asco —dice Ignacio mientras Celia escala al asiento del copiloto.

—¿No lo dirás por esto?

Celia coge del suelo un cuento abierto de la Sirenita. Eso, y un papel de caramelo perfectamente colocado en el agujero para las bebidas, es lo único que Celia infiere que puede estar desordenado a los ojos de Ignacio. Se pregunta por qué habrá tantos hombres intolerantes a la entropía y está convencida de que, a pesar de constituir una virtud pública, esa obsesión esconde alguna cualidad genética despreciable. De entrada, desmasculiniza en grado sumo. Deberían incluir este tipo de información en las fichas de los donantes de semen. Ella descartaría sin dudarlo el esperma de un hombre que se confiesa amante del orden. ¡Amante! Hay que estar mal.

Mientras Ignacio respeta todos los semáforos en ámbar, Celia se estruja el cerebro para encontrar la forma de sacar el tema de Jacobo. Cuando llegan a su casa, no se le ha ocurrido ninguna, así que le pregunta por su madre para evitar que llegue demasiado pronto a la clínica de Marta.

—Pues esta semana está en Burdeos. Ya sabes que mamá tiene todavía primos allí y le gusta ir de vez en cuando.

—Ah. No sabía. Pensaba que teníais familia en San Juan de Luz.

—Ahí tenemos la casa de veraneo de los abuelos, pero la mayor parte de la familia está en Burdeos.

—¿Y tienes relación con tus primos?

Ignacio mira su Rolex sin soltar el volante.

—Con algunos, pero poca. Algo más con mi prima Marie-Laure, que tiene una niña de la edad de Olivia y solemos coincidir en Saint-Jean-de-Luz.

—Ah, me suena esa prima tuya. Creo que Marta me ha hablado de ella.

—Sí, se han hecho muy amigas. Y la verdad es que nos viene muy bien para el francés de Olivia.

La información que Celia tiene de la tal Marie-Laure es que siempre echa la culpa a Olivia de las manchas que aparecen en la ropa de su hija y resulta en general insoportable.

Pese a que están aparcados en doble fila y es evidente que Ignacio no está cómodo, Celia sigue preguntándole por su familia francesa. La madre de Ignacio, que es la única que le llama por su nombre original, Ignace-Régis, le habla a su nieta en francés, pero solo cuando están en Francia. Aquí no hay manera. Ya conoce Celia a Olivia, cabezota como su madre. A Celia se le viene a la cabeza el grosor del pene de Ignacio, al que Marta hace de vez en cuando alusión como una de sus más importantes virtudes, y eso que es un hombre repleto de ellas. Pero precisamente esa se le hace difícil de visualizar a Celia con sus nervios por el papel de caramelo, los nombres compuestos de su familia y el motor híbrido recargable de su SUV. Las mismas razones que le hacen imposible imaginárselo compinchado con Jacobo en el laboratorio de su esposa.

Aunque disimula regular sus ganas de irse, Ignacio corresponde al exaltado interés de Celia por su familia y le pregunta por el estado de salud de su madre. Celia se prodiga acerca de sus progresos y de sus estancamientos y le cuenta todo tipo de anécdotas sobre Marilia. Le relata el fracaso de la pobre al intentar quitar las manchas de óxido de los mantelitos de hilo de las bandejas siguiendo las instrucciones de una influencer paraguaya. Tenían las dos tanto miedo a que su madre se alterase que Celia localizó en internet unos mantelitos de segunda mano muy parecidos, pero de tergal, claro, y cuando su madre tocó el que puso Marilia en la bandeja de la merienda hubo que administrarle media botella de oxígeno y una pastilla para la tensión. Ignacio parece relajarse hablando de esas cosas. Debe de ser el tema favorito de mamá y se nota que para él es como montar en bicicleta de ruedines por San Juan de Luz. Celia se aprovecha de esa debilidad y, aunque al revés que Ignacio ella suele ponerse nerviosa con los chismes sobre el servicio, saca su anecdotario y consigue alargar otros veinte minutos la conversación. Hasta que Ignacio se acuerda de que la canguro de Olivia tiene mañana un examen de Derecho mercantil y no debería acostarse tan tarde. Es una buena chica, francesa, claro.

Celia se despide agradecida y manda desde el portal un mensaje a Marta para advertirle de que su marido está en camino. Abre la puerta con sigilo y, tal y como se imaginaba, Juan Luis está en la cama grande con los dos niños. Así que se toma un analgésico con un vaso de leche y se acuesta en el cuarto de los pequeños.

Por la mañana, es la última en aparecer en la cocina y, cuando se acerca a Juan Luis a darle un beso, a este se le tensan los cuarenta y tres músculos de la cara.

—¿Qué es esto? —Le toca el mordisco con el pulgar.

Celia se aparta con un aullido.

—Cuidado, que duele.

Celia se lleva la mano al cuello y se da cuenta de que se le ha caído la tirita. Mierda.

—No es lo que parece —dice Celia tratando de aparentar calma.

—Es un mordisco, ¿no?

—¿Te ha mordido un perro? —pregunta Mateo mientras mastica un trozo de pera.

—No, cariño. Me ha mordido una persona que está enferma y no sabía lo que hacía.

Juan Luis le pasa un trapo a Mateo por la boca con brusquedad.

—No tengas la desfachatez de decirle eso al niño. Y tú —zarandea a su hijo—, come bien.

—Es verdad. —Celia enciende la cafetera y por una vez agradece que haga tanto ruido—. Me mordió una persona que no estaba en su sano juicio.

—¿Y por qué te mordió? —Mateo se restriega las palmas de las manos embadurnadas de pera.

—Id a lavaros los dientes y coged las carteras. —Juan Luis empieza a recoger el desayuno de los niños.

—Que no se dice cartera, papá —protesta la niña—. Se dice mochila.

—¡Que os vayáis he dicho, narices!

Juan Luis levanta la voz y los niños salen hacia el baño desde donde se les oye pelearse por la pasta de dientes.

—Y tú me explicas ahora mismo quién cojones te ha hecho eso. —Abre el grifo con fuerza.

—Te he dicho la verdad. —Da un sorbo a su café—. Un tarado. ¿No has oído hablar de los ataques caníbales?

—Soy radiólogo. —Seca con un trapo la encimera—. Solo me fío de lo que veo, no de lo que me cuentan.

—¿En tu hospital no ha habido casos?

—No, que yo sepa.

—Bueno, pues yo ya he visto unos cuantos. —Celia moja una galleta de dinosaurio en el café.

—Pues yo ninguno. —Juan Luis quita el filtro a la cafetera—. Qué raro, ¿no?

—Será que yo me fijo más en los demás. El otro día vimos Marta y yo uno en un restaurante. —Moja otra galleta—. Y ayer me tocó a mí; un ponente del congreso me atacó, le di una patada en sus partes y, gracias a eso, ahí quedó la cosa.

—Y ¿por qué a ti? —Sacude el filtro con fuerza en la basura haciendo saltar los posos por los aires.

—Tranquilízate, hombre, que lo estás poniendo todo perdido.

—Cómo quieres que esté tranquilo si vienes con un chupetón a las tantas y me cuentas una película de romanos.

—En todo caso de vampiros, y no es un chupetón. —Celia coge una escoba—. Déjame barrer esto, anda. Deberías estar preocupado por mí en lugar de mosqueado.

—Es que no me fío. —Le quita la escoba—. Trae, que lo estás esparciendo más.

—Míralo bien, joder. —Gira el cuello y se lo aproxima—. Es el puto mordisco de un loco. ¿O me tienes que hacer una resonancia para enterarte de lo que ves?

—Sí que parece un mordisco —reconoce—. Pero suena muy extraño, Celia. No sé qué pensar...

—¿Qué quieres decir?

—No lo sé. —Juan Luis acaba de barrer el café.

—¿No estarás pensando que me va el rollo sadomaso? —Celia deja su taza en la pila—. Tú estás mal...

Celia se levanta dando por zanjada la conversación. Los niños aparecen en la cocina y, antes de irse, Celia lo busca con la mirada.

—Deberías estar más atento a lo que ocurre en tu hospital. Estoy segura de que pasan muchas cosas de las que no te enteras.

Con la excusa de que Marilia se ha cogido el puente, Celia se ha instalado en casa de su madre sin tener que dar demasiadas explicaciones a Juan Luis acerca de su necesidad de tomar distancia. Sin duda, hubiese sido mejor tomar la distancia que la separa de Bali, pero la vida es imperfecta. Mientras ayuda a su madre con el moño, piensa muy seriamente en su deseada maternidad y en lo injusto que es el reparto de espermatozoides en esta vida.

—Tira bien, caramba, que así se me va a desbaratar enseguida.

—Hago lo que puedo —dice Celia con una horquilla en la boca.

—Pues pon más interés. Mira. —Le enseña un mechón que se ha soltado.

Celia se saca la horquilla de la boca y sujeta con ella el mechón.

—A lo mejor deberías cortarte el pelo hasta que te recuperes del todo y te puedas peinar tú sola —propone.

—No digas tonterías. Toda la vida he llevado moño y no voy a dejar de hacerlo porque tú no sepas peinar.

—Si lo digo por ti. Son ganas de pasarlo mal.

—Uy, pasarlo mal, dice. Marilia me peina a la perfección —miente.

—Pero no está. Y yo no sé hacer moños.

—Pues deberías, porque ya no tienes edad para llevar esa coleta.

Celia suspira y se pregunta cuántas causas y cuántos azares han intervenido para que sus únicas opciones para este fin de semana largo fueran hacerle moños a su madre o trenzas a la hija de Juan Luis. Ambas, abocadas al fracaso y la ingratitud. En algún momento de la historia de España alguien sin escrúpulos ha hecho creer a las mujeres que doctorarse en genética las capacitaría para la vida mejor que los cursillos de la Sección Femenina.

—¿Que por qué le has dado fiesta? —grita la madre—. Hija, estás sorda.

—No se la he dado, mamá. —Celia vuelve a la conversación—. *Es* fiesta. El lunes es el Pilar.

—Ay, pues recuérdamelo para llamar a Pilar Escudero. ¿Hoy qué día es?

—Sábado.

—Apúntalo, que no te vas a acordar.

Celia piensa que en eso tiene razón su madre y continúa poniéndole horquillas por toda la cabeza para no dejar ni un pelo suelto.

—Hoy vienen tus amigas a jugar a las cartas después de la siesta.

—¿Hoy? Pero ¿qué día es hoy?

—Sááábado.

¿Se acordará de lo mal que siempre le ha caído Pilar Escudero? La mujer de un compañero de su padre a la que su madre ha puesto a caldo toda la vida por no tener, según ella, principios de ninguna clase. Por ejemplo, Pilar Escudero vivía indignada porque en los baños del carísimo colegio al que llevaba a sus hijos había máquinas expendedoras de preservativos, y la madre de Celia, porque Pilar Escudero no sacara a sus hijos de ese depravado colegio.

—¿Qué quieres que os prepare de merienda? —pregunta Celia—. ¿Hago unos sandwichitos de esos que a ti te gustan o prefieres que compre unos bollos?

—Compra una botella de ginebra y un buen vermut, que a Marilia siempre se le olvida —dice mientras se palpa el moño.

—Porque todavía no puedes beber.

—Si no es para mí —protesta la madre—. Ya sabes que María Teresa solo bebe vermut con las cartas.

—Pues hoy se tendrá que conformar con un té. ¿Vamos al cuarto de estar?

La madre de Celia se pone de pie apoyándose en su hija.

—Entre la chica y tú, vais a acabar conmigo —protesta.

Celia acompaña a su madre hasta el cuarto de estar. La ayuda a sentarse en su sillón de orejas, le da el mando de la tele y le deja a mano un vaso de agua y la campanilla de plata que utiliza para llamar a Marilia.

—Me voy un rato a leer —dice Celia.

—Deberías leer menos y coser más si quieres casarte.

—No lo dirás por lo que tú has cosido en tu vida.

—Aprendí a hacer filigranas con las monjas. —Levanta el dedo índice—. Si hubiera tenido necesidad, habría estado a la altura.

Celia sale de la habitación sin estar en completo desacuerdo con su madre. La única vez que le cosió un botón a su exnovio policía, le provocó una erección. Va a la cocina, abre la nevera y comprueba que Marilia ha dejado suficiente comida preparada para estos días. Menos mal. No por tener que cocinar, que también, sino por tener que hacerlo para su madre, que a todo le pone peros. Se va a su cuarto y abre el ordenador con la intención de leer unos cuantos artículos científicos sobre enfermedades de la sangre, pero, antes, busca tutoriales sobre moños italianos. No es evidente encontrar uno que enseñe a hacer exactamente el que lleva su madre desde la última glaciación. Cuando la chica del vídeo lleva colocadas una docena de horquillas, suena el móvil. Es Enciso. Ha recibido el estudio epidemiológico de Estocolmo. No, no se lo va a mandar. Lo ha recibido por valija diplomática en un pendrive. Es mejor que lo impriman. Enciso no tiene impresora y a Celia no le apetece ir a su casa, así que sugiere imprimirlo en la consulta de Marta en cuanto lleguen las amigas de su madre. Celia se despide de Enciso y llama a su amiga. Le parece estupendo que impriman en su clínica, pero tendrán que ir sin ella, lo siente mucho. Tiene que llevar a Olivia a un cumpleaños porque Ignacio está en un *escape room* con sus compañeros de despacho. Las dos coinciden en que menudo plan. Un *team building* de esos que organizan las empresas.

—Tú tienes llaves —dice Marta—. Acuérdate de quitar y volver a poner la alarma.

—Las tengo —Celia resopla—, pero en casa, y no me apetece ver a Juan Luis.

—Ya se le habrá pasado, mujer.

—Estaría bueno. La ofendida soy yo…, y no me ha llamado desde ayer.

—Hija, tardas un segundo en cogerlas —continúa Marta—, y nos viene bien aprovechar estos días para leernos el informe. Además, así te distraes. ¿Qué vas a hacer encerrada con tu madre todo el puente?

—Tienes razón. —Suena la campanilla—. Te dejo, que me reclama.

—Suerte. Luego me cuentas.

—Voooy.

Celia llega al cuarto de estar.

—¿Qué hora es? —pregunta la madre—. ¿Podemos comer?

—Es un poco pronto, pero si tienes hambre…

—Sí, hija, si es que no me has dado de desayunar.

—Claro que has desayunado, mamá, pero no importa. ¿Qué te apetece? Hay pollo guisado, menestra, lentejas, rosbif…

—Hazme una tortilla de patatas, anda —pide la madre—. Y un tomate con aceite y sal.

—Mamá, hay un montón de comida hecha. No me hagas ponerme ahora a freír patatas.

—Pues no me traigas nada. —La madre coge el mando y apunta hacia la tele—. No quiero nada de lo que me has dicho.

—Está bien. —Celia se resigna—. Te hago una tortilla, pero vas a tener que esperar un rato.

—No me importa. Todavía no tengo hambre. Debe de ser pronto aún.

Celia se da cuenta de que a quien desea ver de todo corazón es a Marilia. Las patatas estarán en la despensa. Madre mía, todas tienen ojos. Coge una grande y también una cebolla. Saca dos huevos de la nevera para que se vayan atemperando y, mientras pone el aceite a calentar en una sartén, piensa en Juan Luis y en qué estará cocinando para los niños. Está enfadada, pero no soporta estarlo. Lleva toda la vida perdiendo hombres como quien pierde las llaves. ¿Dónde estará el maldito pelapatatas? Debajo del rallador. Vaya sitio para guardarlo. ¿Por qué tiene que andar ella escondiéndose como un avestruz, que, además, es un ave muy fea?

Ya que tiene que ir a por las llaves, aprovechará para disculparse. Con Juan Luis siempre da buen resultado. A mucha gente le resulta fácil resolver así sus disonancias cognitivas, perdonando a los demás por sus propias equivocaciones. Y a Celia le angustia menos dar su brazo a torcer que mantener sus argumentos bien lubricados. Todo no se puede mantener lubricado en esta vida. Se recrea recordando alguna de las situaciones más apasionadas de su vida amorosa. Qué contingente es el deseo y qué necesarias las discusiones. Al menos para ella.

No conoce el amor sin la guerra de trincheras. Algunas han sido bien cruentas. Quizá sea su culpa. No puede negar que también existe gente pacífica, gente paciente, incluso gente que elige mejor sus batallas y sus contrincantes. Al pelar la cebolla, se le mezclan unas lágrimas con otras. Cuando la patata está ligeramente dorada, echa la cebolla a la sartén. Rememora el mordisco de Thomas y su intención inicial de acostarse con él. Cómo pudo obviar la indumentaria. No aprende... Casca los huevos con fuerza en el borde de un plato hondo, como si quisiera romper al mismo tiempo esos recuerdos. El sonido del tenedor al golpear el fondo del plato a buen ritmo la apacigua. Le remite a los veranos en el pueblo de sus abuelos cuando no se estilaba eso de cenar pizza en familia delante de una serie insustancial. A las diez menos cuarto, los platos Duralex de todo el pueblo doblaban a bocata de tortilla francesa, clas-clas-clas... Cada niño iba a recoger el suyo a las diez en punto y se lo comían juntos en la calle, donde jugaban hasta la medianoche. A ninguno se le ocurría protestar ni negociar los horarios o el relleno de los bocadillos. Cuando el pueblo estaba en fiestas, los hacían de longaniza, y esa fue toda la variedad a lo largo de una década.

Celia coloca la tortilla en un plato de porcelana de Bidasoa y corta un tomate al que solo le pone un chorrito de aceite de oliva. A la tortilla tampoco le ha echado sal. Prepara la mesa con un mantel individual y ayuda a su madre a pasar del sillón a una silla. Esta comprueba la limpieza del tenedor antes de meterlo en la tortilla.

—Esto no hay quien se lo coma —protesta—. Está sosísimo.

—No puedes tomar sal —dice Celia desde el sillón.

—No puedo tomar sal, no puedo beber... —La madre tira el tenedor en el plato—. Para eso, prefiero morirme.

Celia se levanta, a punto de aplaudir la conclusión de su madre. Abre la vitrina que está encima de la cómoda, saca un salero que deposita con un golpe junto al plato y se vuelve a sentar. Su madre se echa toda la sal que no ha tomado en las últimas semanas y Celia se muerde la lengua. No cruzan ni una palabra más. Cuando su madre termina, levanta el plato en el aire.

—La cebolla estaba un poco cruda. Tráeme mis pastillas, por favor.

Celia le lleva las pastillas y la ayuda a acostarse para la siesta. Se calienta un plato de lentejas y después de comer en la cocina se va a buscar un libro al salón. Repasa la colección de grandes obras de todos los tiempos y busca algún ejemplar de poesía española que hable de la soledad, lo cual tiene mérito en un país que no reconoce el derecho a la intimidad. Se debate entre Góngora y Juan Ramón. Al final, se sienta en el sillón de orejas y escucha un pódcast de relajación y pensamientos positivos. Una vez que ha dirigido toda la luz del universo a sus articulaciones a través de la respiración, lo que no es tarea fácil, baja a comprar bollos para el té de las señoras y una palmera de chocolate, tamaño DIN-A3, para ella.

Al subir, dispone todo lo necesario para la merienda en la mesa del salón como le gusta a su madre: vajilla y cubiertos de los que no pueden ir al lavavajillas y manteles y servilletas que tendrá que lavar a mano Marilia. María Teresa es la primera en llegar. Celia se deja besar y le asegura que está muy bien, aunque no sabe qué decir cuando la mujer le pregunta por la fecha de la boda. Su madre le ha contado que ya le ha pedido la mano Juan Luis. Se alegra mucho, porque eso de que viviera con un divorciado sin comprometerse... Por muy doctor que sea, un divorciado es un divorciado. Ah, y no debe hacer caso a los que le digan que no se case de blanco. Faltaría más. ¿Quién le va a hacer el vestido? Celia le dice que con la enfermedad de su madre han decidido esperar un poco más. María Teresa encuentra esa idea una tontería. Si su madre está deseando verla casada. Por fin Celia consigue cambiar de tema y explicarle dónde están las cosas para hacer el té. Ella se tiene que ir a la clínica a descongelar unos óvulos. Tal y como Celia había anticipado, María Teresa se queda pasmada con la excusa y no opone resistencia.

Durante el paseo hasta su casa, Celia ensaya la conversación con Juan Luis una docena de veces. Un derroche de bilis, porque, cuando llega, no hay nadie. Coge las llaves y manda un mensaje a Enciso. Por el camino pasa por delante de una galería de arte en la que deben de estar inaugurando una exposición o, quizá, celebrando una fiesta de disfraces. Un pintoresco grupo de gente bebe cava junto a una montaña formada por miles de test de autodiagnóstico. Celia no consigue discernir, desde la calle, si son de embarazo o de virus. Lo que sí parece es que son todos positivos. De pronto, recibe un balonazo en la pantorrilla. Detrás del balón aparece un montón de niños entre los tres y los nueve años, todos vestidos de letrados de las Cortes. El mayor se disculpa con mucha seriedad y el menor aplasta su nariz contra el cristal de la galería. Celia se fija en cómo el chiquillo mira boquiabierto a un señor con el pelo rosa y un abrigo enorme de muchos colores. Su carita denota más envidia que sorpresa. Un joven matrimonio con un carrito de bebé llama desde la esquina a los niños. Todos, sin excepción, tienen nombres de conquistador.

Cuando llega a la clínica, Enciso ya la está esperando en la puerta. Celia saca las llaves y, al abrir, se oyen unas voces. Enciso se lleva el dedo índice a los labios y con la otra mano aparta a Celia para entrar él primero. Las voces vienen del laboratorio, en la planta de abajo. No se entiende la conversación, pero una de las personas que está ahí, con toda seguridad, es Ignacio. Celia hace un gesto a Enciso para que la siga al despacho de Marta, donde se encierran.

—Seguro que está con Jacobo —dice Celia—. Conque era incapaz de hacerle eso a Marta…

Enciso se rasca el bigote sin decir nada.

—Ahora lo veremos —insiste Celia—, se estará grabando.

Enciso niega con la cabeza.

—Marta me pidió que le quitara la cámara. No quería ver más a Jacobo en su laboratorio.

—¿Y qué hacemos? ¿Esperar a que se vayan?

—No —responde Enciso—. Hay que bajar. No sabemos lo que está pasando ahí, pero nos lo podemos imaginar.

—Voy contigo. —Celia respira hondo.

—Es mejor que te quedes al margen. —Enciso la detiene con las dos manos—. Es el marido de tu amiga.

Celia acepta. En realidad, no tiene ningunas ganas de ver a Jacobo bebiendo sangre, y quién sabe si Ignacio también estará haciendo lo mismo. Se sienta en la mesa del despacho, pero al instante se arrepiente y sale detrás de Enciso. El corazón le late como si fuera a caminar por el cráter de un volcán.

—¿Qué haces? —susurra Enciso.

—Jacobo no te conoce y podría ser chungo. Bajo contigo.

Enciso saca una pistola.

—Joder, Anselmo, con la pistola; que no tienes permiso, hombre.

—Shhh.

Cuando abren la puerta del laboratorio se oye un ruido como de aspirador. Empiezan a bajar las escaleras y en cuanto Celia descubre la escena da un traspié y se cae encima de Enciso que, afortunadamente, llevaba la pistola con el seguro puesto. Ignacio, sin más ropa que un delantalillo blanco, apaga el aspirador y se quita la cofia que llevaba en la cabeza. Rosa María, la asistenta trans de Marta, se levanta del taburete en el que estaba sentada, se ajusta el vestido de leopardo y se acerca a dar dos besos a Celia.

—Cariño, esto no es lo que parece —dice Rosa María—. Aquí solo se folla si yo quiero y a este —señala a Ignacio con una uña perfectamente esmaltada— no me lo he follado jamás.

Lo jura besándose la punta de los dedos.

—¿Y entonces? —pregunta Celia.

Ignacio, que sigue aferrado al tubo del aspirador, empieza a sollozar.

—Ponte algo, Ignacio, por Dios —le ordena Rosa María, y le da una bata de laboratorio—. Celia, dile a tu amigo que guarde esa pistola, por favor.

Anselmo está petrificado, apoyado en una pared, con la pistola colgando de la mano derecha. Celia le conoce bien y se imagina que se está preguntando qué pudo habérsele escapado en su análisis de Ignacio.

—Anselmo, que guardes la pistola —pide Celia—. Y tú, Ignacio, deja de llorar, joder.

—Cariño —Rosa María agarra a Celia de un brazo—, sabes que yo no haría nada que pudiese molestar a Marta.

—No. No lo sé, la verdad.

Ignacio, ataviado con la bata de laboratorio, empieza a recoger su ropa desperdigada por el suelo. Celia no da crédito. Un calcetín por aquí, los calzoncillos hechos un higo por allá... Casi le sorprende más eso que su afición a aspirar en pelotas y cofia bajo las órdenes de su asistenta.

—A ver, que yo me entere de qué está pasando aquí.

Celia recoge un zapato del suelo y se lo da a Ignacio, que se va con toda su ropa entre los brazos al lavabo.

—No le atormentes más. —Rosa María vuelve a sentarse.

—Pues cuéntamelo tú.

—Hija, que tienes estudios... —Se sacude la melena—. A Ignacio le pone que le obligue a limpiar, pero, para tu tranquilidad, te diré que no es el único con esa afición.

Rosa María extiende la palma de la mano y comienza a juntar y separar las yemas de los dedos a toda velocidad.

—Dices que no habéis follado...

—Hija, qué obsesión. Hay hombres que se ponen cachondos limpiando bajo mis órdenes. Y solo si a mí me apetece

—se da una palmada en el pecho—, cuando todo está bien limpito, me los follo.

—¿Y por qué tú? —pregunta Celia—. Con todos mis respetos, ¿por qué no hacen eso con sus parejas?

—Celia, cariño, pareces tonta… —Hace un molinillo flamenco con la muñeca.

—Pues no sé, la verdad… ¿Y te paga por esto o es un rollito que os traéis entre vosotros?

—Me paga, me paga. —Se sacude la melena con las dos manos y orgullo de clase—. Y muy bien. Las cosas como son.

—O sea que es un putero.

—Yo a ti no te estoy faltando. —La amenaza con el dedo.

—Entonces ¿a ti también te pone?

Rosa María exagera un gesto de coquetería.

—Claro que me pone el Nacho. Está muy bueno, pero yo, a Marta, la respeto. Esa mujer me ha ayudado mucho. Esta maravilla —se agarra los pechos— me la puso su doctor.

A Celia se le empiezan a secar los ojos de tenerlos tan abiertos.

—¿Y cómo tienes el valor de sacarles el dinero por los cuatro costados? ¡Tú eres una lista! Porque también cobras por limpiar, supongo…

Rosa María se alisa el vestido con las manos haciendo un visible esfuerzo por dibujar un estrechamiento en la cintura.

—Tengo muchos gastos. Además, eso de pagar a la misma chica por los dos servicios les pone todavía más cachondos —dice mientras juguetea con un mechón de pelo—. Todos salimos ganando.

—Todos menos Marta —apunta Celia—. Y tú ni siquiera completas tus servicios, guapa. Limpia él y encima no te lo follas…

En ese momento a Enciso, que estaba fisgando en la nevera, se le cae la pistola al suelo.

—Anselmo, para quieto —dice Celia—, que estamos ya bastante nerviosos.

—Eso —añade Rosa María—, y deja la pistolita de una maldita vez, coño. Ya sé que es difícil de entender, cielo —vuelve a dirigirse a Celia—, pero es una práctica muy habitual.

—Sí que es difícil, sí.

—Además, no planchan ni cambian sábanas ni cocinan... A ellos les gusta aspirar y limpiar cristales, como mucho. A veces fregar el suelo como se hacía antes —explica Rosa María—, de rodillas y con trapo. Bueno, y como se hace en los países donde no hay fregona. ¿Tú sabías que la fregona es un invento español?

—Yo sí —responde Enciso.

—Aun así, me parece que le echas mucho morro.

—Cariño, esto es como ir al psicólogo. —Hace el molinillo con ambas muñecas—. Si no te lo pagas tú misma, no te vale. Por eso a la juventud no le sirve de nada ir. Todo se lo pagan papá y mamá...

—Y ¿de verdad Ignacio se conforma con fregar en pelotas —insiste Celia—, aunque nunca haya premio?

—Te voy a decir más —advierte Rosa María—: creo que, los días que voy, atiende a Marta con más ganas.

—Si es homosexual...

—¿Por qué homosexual? —pregunta Enciso.

—Tú amigo sí que tiene sensibilidad.

Rosa María vuelve la mirada hacia Enciso con simpatía, pero de inmediato se le tuerce el gesto.

—¡Que guardes la pistola, cojones! —protesta con voz muy grave, y se dirige de nuevo a Celia—. Yo soy una mujer, Celia. Y tú lo sabes. —Se agarra de nuevo los pechos—. Es más, lo que buscan en mí muchos de ellos es una madre que los eduque.

—Que sííí. Eres una mujer, pero tienes pene, Rosa María, y si a Ignacio lo que le pone es la posibilidad de que te lo folles, ya me explicarás... Las tetas son su salvoconducto.

—¿Cómo que pene? —pregunta Enciso—. ¿Eres un tío?

—¡Anda este! —Señala a Enciso con el pulgar sin mirarle—. Soy una mujer con pene. Lo que la mayoría de las mujeres querría ser.

—Tampoco te pases —objeta Celia.

Rosa María se encoge de hombros.

—Leed a Sigmund Freud.

—¿Y tú cómo sabías que tiene pene? —Enciso mira con descaro hacia el pubis de Rosa María.

—Porque la conozco hace años y me sé su lacrimógena historia —dice con ironía—. Una psicóloga de Ciudad Real que, a pesar de ser número uno de su promoción, tiene que trabajar de asistenta para pagarse su transición.

En ese momento Ignacio sale del baño perfectamente vestido.

—Rosa María, haga el baño, por favor, antes de irse.

—Sí, señor.

Rosa María se levanta del taburete como un resorte y sin mediar palabra guarda el aspirador en un cuartito y sale con el cubo de fregar lleno de bayetas y productos de limpieza. Ignacio le da una bata y observa a Celia durante un par de segundos. Después mira fugazmente a Enciso.

—A todas estas, ¿qué hacíais vosotros aquí, si puede saberse? —pregunta Ignacio.

—Tenemos que imprimir unas cosas —dice Celia.

—Puedo ir imprimiendo yo —propone Enciso con evidentes ganas de quitarse de en medio.

—Te acompaño y enciendo el ordenador. —Celia se gira hacia Ignacio—. Espérame, que ahora bajo, por favor.

—Por cierto —continúa Ignacio—, ¿quién es este tío?

—¿Anselmo? —pregunta Celia sorprendida—. ¿No te acuerdas de él, de la cena del congreso?

—Sí, pero no sé quién es en realidad ni qué pinta aquí.

—Es un antiguo compañero de trabajo. Estamos preparando un artículo sobre diagnóstico genético con Marta.

Celia sube un par de peldaños tratando de acortar la conversación. Enciso ya está arriba.

—No me había contado nada Marta —dice Ignacio.

—Tampoco es que tú le cuentes todo —lanza Celia mientras sube los últimos escalones.

Una vez arriba, entra en el despacho y cierra la puerta. Se tapa la cara con las dos manos.

—Joder, joder, joder.

Cuando vuelve a abrir los ojos se encuentra a Enciso con el pendrive en la mano apuntando hacia ella.

—¿Imprimimos?

Celia hace un gran esfuerzo mental por concentrarse en encender el ordenador, recordar la contraseña —Regis76— y poner en marcha la impresora.

—Debería contárselo —afirma Celia.

—¿A Marta? —pregunta Enciso—. Piénsalo bien. Quizá podamos conseguir información acerca de Jacobo y sus clientes si le guardamos el secreto.

—¡Es mi amiga!

La impresora empieza a escupir papeles.

—¿Y qué ganas con decírselo? Se va a llevar un disgusto doble. Que su marido es maricón y que usa su laboratorio para cualquier cosa que se le viene en gana. A él y a su amigo. ¡Menudo pieza!

—Parecía el marido ejemplar…

—Ninguno lo es —dice Enciso.

Celia no puede estar más de acuerdo en lo que a su experiencia se refiere. La impresora se para. Ordena los papeles y se sienta en la silla de Marta para buscar en sus cajones una grapadora o un clip y se queda mirando las fotos familiares que tiene enmarcadas en su mesa de madera. Una de la boda, con Ignacio cogiéndola del talle y mirándola con embeleso, y otra de los dos con Olivia de bebé en brazos de Marta.

—Aquí tienes. —Celia le da a Enciso el pendrive—. Me bajo a hablar con él.

—Te espero aquí.

Celia abre la puerta del despacho y se encuentra con Rosa María saliendo a la calle.

—Adiós —se despide Celia secamente.

—Por favor, no nos delates —pide Rosa María antes de irse.

Celia no contesta. Todavía no sabe muy bien qué va a hacer. Baja las escaleras hasta el laboratorio. Huele a café. Ignacio está apoyado en una encimera bebiendo de una taza en la que pone: A LA MEJOR ESPOSA. Celia se fija en su intensa y correcta normalidad. Lleva un jersey de pico azul marino sobre una camisa de rayas y unos pantalones de pinzas beige.

—¿Quieres un café? —pregunta Ignacio.

—Venga. Un descafeinado, que es tarde.

Ignacio mete una cápsula en la cafetera.

—Siento que hayas presenciado esta escena. —Le acerca una taza, recuerdo de Petra.

—¿Qué piensas hacer? —pregunta Celia antes de soplar el café, que siempre le quema.

—No ha habido nada entre Rosa María y yo, aunque te cueste creerlo.

Celia se apoya en otra encimera del laboratorio, enfrente de él.

—No sé a qué le llamas no haber nada, Ignacio. Estabas en pelotas.

Ignacio aprieta la mandíbula.

—Quiero decir que no hemos tenido relaciones sexuales.

—Quieres decir que no ha habido penetración. —Celia da un sorbo al café—. No voy a entrar en eso, es asunto tuyo, pero entenderás que no voy a poder mirar a Marta a la cara sabiendo lo que sé. Y preferiría que se lo dijeses tú.

—¡Cómo voy a decírselo! —protesta Ignacio.

—Tú sabrás.

Celia se suelta el pelo y se lo vuelve a recoger con la pinza que lleva puesta.

—Pero si no lo haces… —añade.

—Tendrás que contarnos muchas cosas de tu amigo Jacobo —interrumpe Enciso mientras baja las escaleras.

Celia se da la vuelta sobresaltada.

—Anselmo, ¿qué haces tú aquí?

—¿Qué tiene que ver Jacobo con esto? —pregunta Ignacio.

—Dínoslo tú. —Enciso coge un taburete y lo planta junto a Ignacio.

—No sé de qué me hablas.

En ese preciso instante suena el teléfono de Celia. Es su madre. Que cuándo piensa volver, que ya se han ido sus amigas y que no ha cenado.

—Me tengo que ir, lo siento —anuncia Celia—. Hablaremos en otro momento.

—Sí, vámonos todos, por favor —dice Ignacio.

Y esquiva el taburete para seguir a Celia, que ya está subiendo las escaleras. Cuando llega arriba, ella entra en el despacho de Marta, coge el informe y se despide de Ignacio, al que le vuelve a pedir que hable con Marta.

—Vámonos, Anselmo.

—Vete tú —dice Enciso—, que yo me voy a cenar con Ignacio.

Ignacio pone cara de angustia.

—No puedo. —Mira su Rolex—. Marta y la niña me esperan para cenar.

—Pues la llamas y te vienes a cenar unos callos conmigo —contesta Enciso con un tono autoritario.

Celia se despide. Qué poco le apetecerá participar de esa conversación que no ve el momento de llegar a casa de su madre a escuchar toda una retahíla de reproches.

6

Cuando Marilia regresa el lunes por la noche, Celia ya se ha dado cuenta de que la cuidadora de su madre es la persona más importante de su vida. Un sentimiento tan patético como poco recíproco. Por las fotos que Marilia ha ido colgando en los diversos escaparates que ofrece la sociedad de la información, ha pasado el puente en la gloria bendita, bebiendo cerveza barata, comiendo todo tipo de masas y bailando en la Casa de Campo junto a montones de parientes.

Celia le entrega las llaves del purgatorio y se va a su casa sin mucho ánimo pero con gran necesidad de alejarse de allí. Antes de salir del portal, busca el móvil en el bolso con la intención de avisar a Juan Luis de su regreso a casa. Como no lo encuentra, se acerca a una lamparita de latón que ilumina un óleo bastante malo de un barco en medio de una tormenta. Cuando tiene el número seleccionado en la pantalla, se arrepiente. ¿Por qué tendría que avisarle? También es su casa. ¿O no? Lo cierto es que no. Juan Luis la heredó de su abuela.

Le vendría bien ir dando un paseo para despejarse. Por otra parte, no tiene ganas de poner en bandeja a su consciencia todo el set de preocupaciones que circunvalan distraídamente su cerebro. Para un taxi y dedica los diez minutos que dura el trayecto a refrendar las quejas del taxista. Los VTC conducen como el culo, los patinetes eléctricos van como locos y los repartidores en bicicleta son un peligro por la noche sin luces ni chaleco reflectante. «Que se venden en los chinos, hombre», protesta el conductor. El otro día estuvo a punto de llevarse por delante a uno que, encima de ir con una chaqueta negra, era negro.

A Celia todo lo que dice el buen hombre le parece igual de demencial que a él, pero lo que de verdad la tiene fascinada desde hace tiempo es la extendida costumbre de pedir comida a domicilio. Antes pensaba que era el colmo de la vaguería, pero estaba equivocada. Si tenemos en cuenta que la tecnología no es ni más ni menos que la extensión de nuestras capacidades biológicas para obtener energía del medio, recibir un montón de calorías en la puerta de tu casa es lo más eficiente que ha inventado el ser humano. Eso sí, luego hay que echarse a la calle como faisanes a hacer diez mil pasos antes de acostarse.

—¿Y qué me dice usted de la afición a la mierda esa del sushi? —El taxista levanta las dos manos del volante para dejarlas caer otra vez—. ¿A usted le gusta el sushi?

—No especialmente —contesta Celia.

—¡Pescado crudo! Eso cuando es pescado —el taxista busca a Celia por el retrovisor—, que yo no sé si eso es así siempre. Hay uno que le dicen pez mantequilla —se ríe con displicencia—. ¡Qué cojones será eso! Aquí toda la vida hemos sido de mero, rape, bacalao... Usted me entiende.

Celia se ríe con ganas para evidente satisfacción del taxista.

—¿Y qué me dice de ese arroz pastoso?

—Tremendo —concede Celia.

—Para comer arroz con pescado, cómete un buen arroz del *senyoret*, hombre, con el arroz suelto, con sus buenas gambas, con su sepia... Bien cocinado, ¡y con su azafrán! —advierte con el dedo—. No vaya usted a comparar... Cuidado, que ahora, en lugar de azafrán, le echan cúrcuma a todo. ¿Conoce la cúrcuma? A mi mujer le ha dado por ahí y no hay quien lo soporte. —Suelta el volante para quejarse con todo el cuerpo—. Hasta a las lentejas me la echa.

—Es en la siguiente esquina. —A Celia le da apuro interrumpir—. Pero estoy totalmente de acuerdo con usted.

—Los jóvenes de hoy no saben comer. —Para el coche y el taxímetro—. Nueve cincuenta. ¿Con tarjeta?

Celia asiente y saca la cartera.

—No creo que sea solo cosa de jóvenes —dice Celia.

—No le digo yo que no. —El taxista teclea el precio en el datáfono con el dedo índice y se lo acerca a Celia—. Los padres quieren comer tontadas y los hijos viajar en coches negros como si fueran banqueros. Y el taxi a tomar por culo.

—Toda la razón —coincide Celia mientras guarda la tarjeta.

—Lo que yo le diga.

Cuando por fin entra en casa, Celia se encuentra a Lidia, la presidenta de la clínica, sentada en su sofá. Juan Luis, en un sillón contiguo. Ambos tienen una copa en la mano. Hasta que él no se levanta a saludar a Celia, Lidia no lo hace. Lleva unos vaqueros ajustados y una americana del mismo verde eclesiástico que los zapatos y el bolso de cadenita. Celia se pregunta cómo puede dirigir una empresa supuestamente innovadora alguien que no se ha enterado de que los coordinados no se llevan desde hace más de veinte años.

—Me alegra verte…, Celia…, ¿verdad? —pregunta Lidia después de darle un par de mandobles en la cara con los pómulos.

—Celia Fernández, sí. Trabajo como genetista en la clínica y también hago las fecunda…

—Ya lo sé, ya lo sé —interrumpe Lidia—. Sé perfectamente quién eres, pero soy fatal para los nombres. —Mira a Juan Luis con complicidad—. A Juan Luis todavía le llamo Juan Pedro de vez en cuando, que es el nombre de un antiguo novio.

Hay aún quien sostiene que el lenguaje es el más importante instrumento de la cognición humana. A Celia siempre le ha parecido la principal fuente de violencia. Su córtex prefrontal está haciendo el enorme y sofisticado trabajo de reprimir un guantazo de órdago. Darse cuenta de ello le hace sentirse digna descendiente de la estirpe de los homininos. Hace un par de millones de años, los primeros miembros del género *Homo* iniciaron un asombroso proceso de encefalización y autodomesticación que hoy permite a nuestra especie cosas como meter a diez mil personas en un buque con karaoke y que no se líen a hostias. Los bonobos, que ya hacía tiempo que habían emprendido otra senda evolutiva, resuelven sus asuntos de forma mucho más simple y agradable, pero ¿qué civilización han creado?, como siempre recordaba Javier Krahe cuando presentaba «Eros y civilización».

—Sentaos, por favor —dice Juan Luis.

Lidia tira del brazo de Celia para sentarla junto a ella en el sofá.

—Estarás orgullosa de tu chico… —Le aprieta el antebrazo con una mano y con la otra señala a Juan Luis—. Ya no podrás pelearte con él ahora que va a ser tu jefe.

Lidia y Juan Luis sueltan una risotada con el tonito orgulloso del que sabe combinar humor y asertividad. Lidia apoya los codos en sendos cojines y esponja su verde plumaje como un pájaro tropical.

Celia se sorprende a sí misma sentada como *My Fair Lady* en el borde del sofá, sin apoyar la espalda y con las rodillas juntas. Juan Luis tiene el tronco completamente inclinado hacia Lidia, a excepción de la mandíbula que se le ha quedado atrás, mostrando los dientes superiores en lo que podría parecer una sonrisa. Celia ve más bien el gesto con el que los chimpancés suelen demostrar sumisión y se pregunta de qué coño tendrían que hablar en un festivo a las nueve de la noche.

—¿Qué tal está tu madre? —pregunta Juan Luis—. Tuvo un ictus —le cuenta a Lidia.

—Se está recuperando —contesta Celia seca.

—Si necesitáis cualquier cosa… —Lidia mira a Celia primero y luego a Juan Luis—. Bueno, tú ya lo sabes, Juan Luis. Conocemos a los mejores médicos.

—Seguro, pero por el momento está controlada, gracias —dice Celia.

Es curioso cómo todo el mundo dice conocer al mejor especialista, sea cual sea la especialidad. Si todos dicen la verdad, no salen las cuentas.

—Pero agradecemos el ofrecimiento, ¿verdad, Celia? —dice Juan Luis—. Nunca se sabe.

Celia se pone de pie e informa de lo cansada que está y de los muchos genes que tendrá que secuenciar mañana para que los beneficios de la clínica vayan viento en popa. Suelta una carcajada que tenía pendiente y evita mirar abiertamente hacia el gesto de desaprobación de Juan Luis, del que se percata por el rabillo del ojo.

—Vosotros quedaos aquí sin problema. Podéis incluso hablar de subirme el sueldo.

Lidia se ríe con Celia y también se levanta. Sacude su reloj finito de oro y comprueba la hora en él.

—Yo me voy también, que es tardísimo y está a punto de llegar Fran. Lleva desde las cinco de la mañana en una montería. —Pone cara de resignación.

—Un poco larga, sí —dice Celia.

—Ay, hija, es que echan el día. Cazan, desayunan, duermen, comen, juegan al mus, beben todo el rato… —Mira al infinito—. Lo bueno es que vendrá sin hambre, porque nosotros ya hemos cenado. —Sonríe a Juan Luis y vuelve a agarrar a Celia por la muñeca—. Oye, dile a este que te invite al japo al que le suelo llevar últimamente, que te va a chiflar. Hala, pareja, me marcho.

Celia y Juan Luis acompañan a Lidia a la puerta y, nada más cerrarla, Celia, aunque se había jurado a sí misma no abrir la boca, dice:

—Me montas un pollo porque un salvaje me muerde el cuello y ¿te traes a casa a esta impresentable después de cenar en un —pone voz de idiota— japo?

Juan Luis se lleva el dedo índice a la boca.

—Shhh. Que te va a oír. —Apoya sus manos en los hombros de Celia—. Tengo que disculparme por lo del holandés. Marta me ha contado lo que pasó. Siento haber desconfiado. —Le acaricia el cuello—. ¿Te sigue doliendo?

Celia le aparta las manos y da un paso atrás.

—Me podías haber llamado —dice Celia.

—Hasta hoy no lo he sabido y luego tenía que ver a Lidia. —Intenta abrazarla—. Ha sido una reunión de trabajo, nenita. No te pongas así.

Celia vuelve a escabullirse indignada.

—O sea que no me perdonas —desiste—. Luego no te quejes de que tenemos mal rollo. —Se da media vuelta y empieza a andar hacia la habitación.

—Eres muy injusto. —Celia camina detrás de él—. He tenido un fin de semana de mierda. Vuelvo a casa y te encuentro con una tía que no para de humillarme. No me puedes pedir que dé saltos de alegría.

—¡Qué tontería! —Entra en la habitación—. ¿Qué te ha hecho Lidia, aparte de darte trabajo? Por cierto —se sienta en la cama para desatarse los zapatos—, muy poco oportuno lo de los beneficios de la clínica y lo del sueldo..., ya te vale.

Celia entra en el baño y se sienta a hacer pis sin cerrar la puerta.

—No la protejas tanto, que pareces su vasallo. Hasta se ha reído.

—Por educación —contesta Juan Luis mientras se termina de cambiar.

—¿Te parece educado olvidarse de mi nombre, decirme que te confunde con su ex y restregarme que habéis cenado en un japo de puta madre?

Celia se levanta para dejarle a él hacer pis.

—¿Estás celosa, cariño? —pregunta Juan Luis mientras se saca el pene por la abertura del pantalón del pijama.

—Espero no tener que estarlo, pero te echa los tejos de forma descarada —dice Celia mientras se pone el pijama.

—Tampoco es para tanto. —Juan Luis se lava la cara a conciencia con un jabón de mimosa—. A mí no me interesa en absoluto. Como mujer, quiero decir, pero es muy lista y tengo que llevarme bien con ella.

Celia extiende un poco de pasta en el cepillo de dientes.

—Yo no la veo especialmente lista, la verdad. Tiene poder y un marido que debe de ser un gañán y que no le hace ni puto caso.

—Pues mira dónde ha llegado. —Juan Luis corta un trozo de seda dental.

—Según ese razonamiento —responde Celia con la boca llena de pasta—, yo, que no he llegado a nada, ¿qué soy?... ¿Deficiente?

—No sé por qué dices eso.

—Ah, ¿no? Pues explícame por qué a mí no me ofrece ser socia.

—Porque es una clasista o porque le gusto un poco, no te lo niego.

Juan Luis suelta uno de los extremos del hilo dental y le da un azote en el culo a Celia, que decide no rechazarlo para no eternizar la discusión.

—¿Clasista? —pregunta Celia—. Pero si es una hortera.

Juan Luis se enjuaga la boca con un colutorio y lo escupe con fuerza, pero sin salpicar.

—Me refiero a que todos los socios son médicos. Tú no eres médico.

—Soy doctora de verdad, cosa que no sois ninguno —dice mientras vuelve a la habitación.

—Tengo la impresión de que estás celosa de que me hayan propuesto a mí ser socio.

—¡Cómo que la impresión! —Celia se mete en la cama—. Mi trabajo en la clínica aporta mucho más que el tuyo, y lo sabes. Por supuesto que estoy celosa.

Juan Luis se mete en la cama y empieza a meterle mano debajo de las sábanas.

—No nos peleemos tanto, nenita. —La besa en el cuello.

—¿Qué te ha contado Marta del holandés? —pregunta Celia entre beso y beso.

—Todo.

Juan Luis le levanta la camiseta del pijama y le toca los pezones como si enroscara una tuerca.

—¿Te ha dicho que estuve a punto de enrollarme con él?

Juan Luis se incorpora visiblemente sorprendido.

—¿Cómo dices?

Celia se quita la parte de abajo del pijama mientras le cuenta que el holandés estaba muy bueno y que ella se quiere quedar embarazada, así que se le pasó por la cabeza tomarse una copa con él a ver cómo se desarrollaban los acontecimientos. Ayuda a Juan Luis a tumbarse boca arriba, le baja el pantalón y se sienta sobre él a horcajadas.

—¿Y por qué no lo hiciste? —pregunta Juan Luis serio, pero empalmado—, ¿fue porque te mordió?

Celia niega con la cabeza.

—Eso vino después, cuando decidí largarme.

—¿Por?

Podría decirle la verdad. Que el tío llevaba una pajarita naranja y no hizo ni amago de pagar las copas.

—Porque te quiero a ti —contesta.

Después de un polvo mecánicamente aceptable, Juan Luis propulsa las nalgas de Celia como si quisiera mandarla a un paseo espacial condenando, una vez más, a sus propios espermatozoides a morir en la funda del edredón. Apaga la luz y la abraza por detrás. Ella hace un gran esfuerzo por disimular el llanto. No es la primera vez que añora una vida conventual. Dedicar la vida a destilar licor y beberse el licor destilado hasta que todo deseo se esfume con el incienso.

7

A la mañana siguiente, Enciso saca a Celia de la clínica para tomar un café. Quiere contarle en persona la conversación que mantuvo con Ignacio hace un par de días. Como era de esperar, el marido de Marta es conocedor de los chanchullos de Jacobo, aunque lamenta no tener ni idea de dónde va a parar exactamente todo lo que roba en el hospital. Claro que sabe que se ha puesto de moda beber sangre humana y, aunque, solo de pensarlo, le da un asco horrible, él no es quién para meterse con las aficiones de nadie. Además, no le gusta indagar en los secretos de los demás, como no le gusta que indaguen en los suyos. Por supuesto que no cree que Jacobo sepa una palabra de su relación con Rosa María. Cuando Enciso le contó lo que Jacobo hacía en el laboratorio de su mujer, le dio un telele. Dijo que menudo sinvergüenza y que con razón se empeñaba en citarlo a comer en el restaurante andaluz que está justo enfrente del laboratorio, donde por lo visto dan un atún rojo de escándalo. A Jacobo le entraban sistemáticamente ganas de cagar después de comer. «No, Ignacio no dijo "cagar", tranquila, dijo "ir al lavabo"». Por lo visto, con la excusa de que allí estaría más tranquilo, le pedía que le dejara bajar al baño del laboratorio. Es obvio que a Ignacio le parecía rara y cansina esa rutina, pero él es partidario de respetar las manías anales de la gente. Cómo se iba a imaginar…

—¿Y estás seguro de que dice la verdad? —pregunta Celia con una taza de café en la mano.

—Del todo. —Enciso vacía un sobre de azúcar en el suyo—. Siempre lo he dicho. El tío es honrado. —Lo remueve—. Rarito, pero honrado.

—Según a lo que llamemos honrado. —Celia apura el café de un sorbo.

Enciso se sube el puente de las gafas con un dedo y Celia deja unas monedas en la barra.

—Deja al pobre hombre tranquilo con sus vicios —dice Enciso antes de sorber ruidosamente su café—. Tú y yo tampoco somos ejemplares.

—Nos habremos saltado alguna vez la ley en el pasado, pero por razones científicas, nunca por vicio.

—No sabía que te habías vuelto puritana.

—Es que no puedo mirar a Marta a la cara sabiendo lo que sé.

Enciso apura el café y rebaña el azúcar del fondo con la cucharilla antes de preguntar:

—¿Y qué te hace pensar que ella quiere saberlo?

—Yo, en su lugar, querría. —Celia empieza a andar hacia la puerta—. Vámonos, anda.

Enciso abre la puerta de la cafetería y deja pasar a Celia.

—Eso no es verdad —dice mientras sujeta la puerta.

—¿Y tú qué sabes?

—Porque aguantas cosas mucho peores de los hombres.

—¿Peores? —Celia se queda pensando.

—Te acompaño. A mí lo que de verdad me preocupa es no dar con los clientes de Jacobo, y tengo al clero impaciente.

—Deja que lo averigüe la policía —sugiere Celia—. Tenéis más que de sobra para una denuncia.

—No quieren denunciar. Solo quieren descubrir quién utiliza esa sangre y para qué.

—Pues para bebérsela —dice Celia—. Si fuera para rejuvenecer, no sacarían sangre a enfermos de la UCI.

—Eso es verdad, pero sigue siendo un misterio. —Enciso se para frente al escaparate de una panadería—. Igual que las panaderías de este barrio. ¿Te has fijado que hay muchísimas?

—¿Verdad que sí? Y también pastelerías —añade Celia encantada de coincidir en sus observaciones—. A mí también me sorprende que la gente considere los hidratos más peligrosos que la radiación de Chernóbil y cada dos metros tenga donde comprarse un pastel.

—¿Has calculado cuántos cruasanes tienen que vender solo para pagar el alquiler de este local? —pregunta Enciso.

—¿Tú crees que es blanqueo? —Celia se queda mirando estupefacta las hogazas cubiertas de harina a través del cristal.

—¿Qué si no? —Enciso señala a un hombre corriendo—. Mira. Y mira esa. —Apunta a una chica con las piernas solo un poco más anchas que las patitas de un jilguero—. ¿Tú de verdad crees que esta gente come pan?

—A lo mejor lo vomitan.

—Aun así. —Enciso echa de nuevo a andar—. Es imposible que aquí hagan negocio. Cuando termine con la venta ilegal de sangre, me voy a meter con la de bollos.

—¿Te lo ha encargado la masonería? —quiere saber Celia con sorna.

—No me lo ha encargado nadie, pero aquí hay tomate seguro.

—Volviendo al tráfico de sangre —dice Celia—, ¿por qué les importa tanto a tus curas saber quiénes la consumen?

—Porque les preocupa la práctica de ritos, digamos…, primitivos —responde Enciso.

—Creía que les preocupaba el comunismo.

—Eso era antes —explica Enciso—. A mí me contrata la Prefectura de Asuntos Económicos de la Santa Sede, a través de una empresa de gestión, eso sí.

Celia y Enciso se apartan para que pueda pasar un perro con jersey, cuyo dueño va hablando por el móvil y la correa extensible cruza toda la acera.

—Y ¿desde cuándo los ritos satánicos son un asunto económico?

—Las sectas lo son.

Llegan a la clínica y se detienen en la puerta.

—Hay varias cosas que no me cuadran, Anselmo.

—A mí no me cuadra ninguna.

—Por ejemplo, si Jacobo y sus colegas trafican realmente con grandes cantidades de sangre, hay un huevo de gente que la bebe —dice Celia—. Mucha más de la que nos imaginamos.

—Así es, y multiplícalo por un buen número de hospitales por todas partes.

—Y otra cosa —continúa Celia antes de entrar—, ¿por qué Jacobo enreda en el laboratorio de Marta si dispone de bolsas y bolsas...?

En ese momento sale Ramón.

—Celia, te estaba buscando.

—He salido a tomar un café —se justifica.

—Necesito que te incorpores a una reunión.

Celia se despide de Enciso y entra con Ramón en la clínica.

—Toma. —Ramón le da una bata blanca—. Póntela.

—¿Qué reunión? —pregunta extrañada.

—Vamos a la sala de juntas —dice Ramón metiéndose rápidamente en el ascensor—. Una de las ideas de Lidia. Quiere que empecemos a vender la placenta liofilizada a las madres y padres que quieran comérsela.

—¿Y pretendéis que me ponga a liofilizar placentas? —cuestiona irritada—. Vais listos.

—Nooo. Está reunida con una empresa británica que convierte la placenta en cápsulas y las cobra a precio de oro. Quiero que le expliques que es una mala idea.

—¿Yo? —Celia se escandaliza—. Sí, hombre. Ni soy médico ni soy socia.

—Por eso te lo pido a ti. —Ramón le coge las dos manos y se las lleva al pecho—. Yo estoy atado de pies y manos, pero esto a mí también me complica la vida mucho. Bastante lío tengo ya con la recogida de los cordones umbilicales.

A Celia le ha excitado ligeramente el olor a Armani de Ramón y la suavidad de sus manos. Baja un instante la guardia y en cuestión de diez segundos se ve sentada en una mesa de cristal de tres metros de largo, en cuya cabecera está Lidia flanqueada por dos ingleses que parecen sacados de *Astérix en Bretaña*. Con un inglés de Motilla del Palancar y una sonrisa más falsa que el tejido de sus deportivas doradas, Lidia le cuenta a Celia el nuevo servicio que quieren ofrecer a las familias y presenta a los dos tipos con dientes de capibara como los mayores expertos en liofilización de placenta. Una extravagancia profesional como tantas otras. Celia pregunta por qué querrían dar ese servicio, ya que no tiene ningún sentido desde el punto de vista científico. Lidia mira a Ramón sin disimular una cara de reproche y aclara en español que se trata de un producto muy demandado, con un importante margen de beneficio. Lo único que le pide es que se entere bien del proceso técnico que se precisa para reducir las placentas a cápsulas. Van a licenciar la patente por un año y no quiere que le tomen el pelo. A Celia le sigue pareciendo en español una irresponsabilidad sacarle el dinero a la gente por un producto del que, hasta la fecha, no se ha podido demostrar ninguna virtud especial.

—¿Y por qué muchos mamíferos se comen la placenta después de dar a luz? —pregunta Lidia visiblemente irritada.

—Para no dejar rastro a los depredadores, para mitigar el hambre después del esfuerzo del parto... A saber.

—Tú lo has dicho. —Lidia apunta a Celia con un bolígrafo de nácar ribeteado de oro—. Porque tiene muchos nutrientes.

—No más que una fabada.

Los capibaras se mantienen impertérritos.

—¿Y por qué los animales se la comen, entonces? —insiste Lidia.

—Porque no saben hacer fabada. Esto es como la leche, Lidia —añade Celia—. Los leones adultos no la toman, simplemente, porque no pueden ordeñar.

—Déjate de leches. —Se ríe de su propio chiste—. Cada vez a más gente le gusta comerse la placenta de sus hijos. No veo por qué no podemos darles ese gusto de una forma más civilizada y de paso ganamos un poco de dinero.

—Porque no es honesto hacerles creer que hay razones médicas para ello.

—Son libres de elegir.

—No, si no están informados. Esto es como lo de las preferentes.

—Haz el favor de tomar notas de lo que te van a explicar —concluye Lidia disimulando regular su cabreo.

Celia busca la mirada de Ramón, que está visiblemente incómodo.

—Lidia… —Ramón carraspea—, Celia tiene razón…

—¿Tú también? —Abre las fosas nasales.

—Por prudencia, deberíamos presentar el proyecto al comité de ética —sugiere Ramón.

Lidia agita sin parar el bolígrafo entre dos dedos durante casi medio minuto.

—Lo haremos —concluye—. Por el momento, haced el favor de enteraros los dos de cómo caray se hacen esas cápsulas.

8

Tras un par de semanas llenas de tensión por todas partes, Celia ha decidido tomarse la tarde libre para ir a casa de Marta, a la que lleva rehuyendo todo este tiempo, y ayudarla con los preparativos de la fiesta de Halloween que se organiza en su urbanización el próximo viernes. Necesita hablar de muchas cosas con ella. Entre otras, de Ignacio. No aguanta más. Como Marta no ha podido asistir al taller de decoraciones de Halloween que otras vecinas han hecho durante todo un mes, Celia ha sacado de internet unas instrucciones para hacer zombis con cartones de papel higiénico, calabazas de cartulina y fantasmas de algodón con ojos de lenteja. Se ha propuesto ayudar a su amiga a lucirse ante las madres ociosas o mañosas. Sabe que para Marta es importante dar buena imagen y no va a dejar que en esta ocasión lo solucione la madre de Ignacio con sus compras estrafalarias. Además, si es capaz de introducir un espermatozoide en un óvulo con precisión, tiene que poder hacer unos pocos monstruos con dignidad.

A Celia no es que le guste en especial la fiesta de Halloween, pero este año, como está metida en el papel de cazavampiros, le hace hasta cierta gracia. De todas formas, por un motivo u otro, últimamente se ha visto atrapada en su celebración. El año pasado fueron a cenar Juan Luis y ella con Ignacio y Marta a un restaurante abominable, recomendado por Jacobo, en el que los camareros, además de servir comida rápida con forma de órganos y animales invertebrados, se dedicaban a molestarlos todo el rato, en virtud de un absurdo concepto llamado «Experiencia Halloween», que consistía básicamente en no dejarles comer en paz. Les lanzaban arañas de plástico a la comida cada vez que pasaban cerca y servían los platos emulando los ademanes de Frankenstein. Por si fuera poco, cada asquerosidad que llevaban a la mesa la presentaban declamando una historia de miedo. Tanto la conversación como la digestión eran interrumpidas de forma constante. Del previsible facturón se hicieron cargo Ignacio y Juan Luis, al que le chifla pagar en público. Lo hace con tanta soltura y desatención que cualquiera diría que esa es la costumbre diaria en la pareja. Al cabo de una semana, Ignacio y Marta propusieron salir a otro restaurante de moda, donde comer algo mejor que espaguetis con tomate en forma de cerebro. La cocina era buena y los camareros no charlaban con uno. Sin embargo, aquella cena también resultó accidentada. Justo cuando estaban probando unos *dim sum* de la huerta al horno de leña, un señor rompió a llorar con un desconsuelo jamás visto. Marta se levantó a atenderle al sospechar de una emergencia psiquiátrica, pero resultó ser una simple sobrexcitación del sistema límbico desencadenada por el olor de la sopa, idéntica a la que de niño le hacía su abuela.

En lugar de recibir el merecido escarnio por parte del resto de los comensales, casi todos aplaudieron tamaña sensibilidad. Le sirvieron más sopa, seguramente gratis, y continuó olfateando la cuchara como un sabueso ante el empático gozo del público asistente. La pobre Marta, sin embargo, tuvo que comerse fría su empanadilla de pisto. Celia sostuvo que aquello no podía ser sino otra puta *performance*. Lo cierto es que ya no hay comida sin espectáculo ni espectáculo sin comida. Juan Luis restó importancia al numerito del señor de la sopa. Esas cosas pasan todo el rato. Sin ir más lejos, cuando falleció su suegro, Sol le obligó a cambiar de perfume debido a la desafortunada coincidencia, hasta entonces motivo de dicha, de que utilizaran la misma fragancia. Marta se atragantó con la risa y supuso que Juan Luis no habría hecho caso a semejante petición, pero se quedó de una pieza cuando él confesó que Sol le había tirado por el desagüe su colonia y le había comprado una de lavanda sin preguntar. ¡De lavanda!

Absorta en sus pensamientos, Celia casi se pasa de parada de autobús. Aunque está en medio de un descampado, no queda lejos de la casa de Marta; diez minutos por una acera que bordea el solar y llega a la urbanización.

Por fin, Celia llama al timbre con dos bolsas llenas de material pretecnológico. Como siempre, cuando le abren la puerta, aunque sea la de la cocina, tiene la impresión de ponerse unas gafas de realidad virtual, cortesía de la revista *Arquitectura y diseño*. Olivia está junto a su madre muy sonriente. Va toda de negro, con una falda de tul cortada a picos y una camiseta. Solo el sombrero, puntiagudo y de ala ancha, tiene estampadas unas cuantas lunas plateadas.

—¿Qué me has traído? —quiere saber la niña.

—Olivia, hija…

Marta le quita el sombrero de bruja tirando de la punta. La niña se lo arrebata de inmediato y se lo vuelve a poner encajándolo a conciencia en su cabecita rizada. Celia saca de la bolsa un paquete.

—Unos rotus de purpurina —anuncia como si se tratara del gordo de la lotería.

Olivia empieza a dar saltitos para coger el paquete de rotuladores que Celia mantiene fuera de su alcance.

—Primero, un abrazo. —Celia se pone de cuclillas.

La niña agarra a su madrina por el cuello y le planta un beso húmedo y suave en la mejilla antes de quitarle bruscamente los rotuladores, que examina rebosante de satisfacción.

—¿Ya estás disfrazada para la fiesta de Halloween? —pregunta Celia—. Si todavía quedan muchos días…

La niña se encoge de hombros risueña. Es evidente que tiene intención de ponerse su disfraz todos los días hasta entonces.

—¡Olivia! —Marta mira los pies de su hija—. ¿Cuántas veces te he dicho que no vayas descalza? No querrás ponerte mala…

Olivia huye corriendo de la cocina con su regalo. Por el color de las plantas de los pies, debe de llevar descalza bastante rato.

—Estoy impresionada, Celia. —Marta mira la enorme bolsa que Celia ha depositado en la isla de la cocina—. ¿De verdad te vas a pasar la tarde conmigo haciendo manualidades?

—Claro que sí. No voy a permitir que esas pijas te miren por encima del hombro. —Celia empieza a extender pinturas, cartulinas, pegatinas de ojos…

—Espera, que tapo el extractor.

—¿Qué extractor?

Celia levanta la vista hacia la batería de sartenes y cacerolas impolutas que cuelgan de una barra que parece levitar.

—Este. —Marta señala una ranura en la superficie de la isla, junto a la vitrocerámica.

—¿Eso es un extractor? —pregunta Celia atónita—. ¿De humos?

—Para no tener que poner una campana. —Marta saca un rollo de cinta de carrocero de un cajón—. A Olivia le dio por meter sus horquillas y nos tuvieron que desmontar la isla entera.

Celia se asoma a la ranura del extractor con la misma aprensión con la que cualquier otra persona se asomaría a la raja de un culo.

—Es que es un sitio perfecto para guardar horquillas, la verdad —afirma mientras observa cómo Marta la cubre con la cinta—. Cómo os gusta complicaros la vida.

—No me digas que no es chula mi cocina —dice Marta.

Celia da un repaso visual a las posesiones de Marta para acabar recalando en sus magníficos pechos operados, una de las primeras grandes inversiones de su amiga. ¡Menudas alegrías le han dado!

—Chulísima —concluye—. Como todo lo tuyo.

—¿Quieres tomar algo? —Marta rellena de agua un hervidor eléctrico—. Tengo unas infusiones buenísimas.

—¿Tienes cerveza?

—En la nevera. —Marta saca una bolsita de infusión de una caja de madera de bambú—. Voy a por los cartones de papel higiénico que me pediste. Rosa María me ha traído un montón. No sé qué haría sin ella —añade a voces desde el cuarto de la plancha.

Celia casi se atraganta al reprimir su comentario.

—Aquí están —exclama Marta—. Pues tú dirás por dónde empezamos.

Celia da un trago a su botellín.

—¿Qué hace Olivia? —pregunta Celia decidida de pronto a soltar su secreto.

—Estará en su cuarto. ¿Quieres que venga a ayudarnos? —Marta se dirige hacia la puerta—. Seguro que le apetece.

—No, espera —Celia la corta—. Tengo que contarte algo sin que esté ella delante. ¿Por qué no te aseguras de que no va a aparecer por aquí en un rato?

Marta se queda unos segundos parada, pero no pregunta.

—Voy a ponerle una peli —dice.

Celia se está poniendo nerviosa por momentos. Coge una de las plantillas que ha sacado de internet y empieza a dibujar calabazas en una cartulina hasta que llega Marta.

—¿Cuál es el misterio? —pregunta Marta mientras se sienta en un taburete frente a Celia.

—No sé por dónde empezar. Es muy violento.

—No me asustes. —Marta entrelaza sus dedos—. ¿Desde cuándo te ha costado contarme algo?

—¿Tú estás contenta con Rosa María? —Celia se tira a la piscina.

Marta señala las sartenes que cuelgan encima de ellas.

—¿A ti qué te parece?

Celia en eso está de acuerdo, pero se limita a levantar una ceja.

—¿Te ha dicho que me la encontré en tu laboratorio el domingo que fui a imprimir?

—¿Un domingo? —Marta parece realmente sorprendida.

—Por la noche. —Celia da un largo trago a la cerveza—. Y no estaba sola.

—¿Qué quieres decir? —Marta frunce el ceño.

—Estaba con Ignacio.

Marta se queda pensativa. Sigue seria, pero ya no frunce el ceño.

—Ese domingo… —Marta aleja la mirada, como tratando de atar cabos—, se supone que Ignacio estaba en un *escape room* en La Granja.

—Bueno… En un *escape room* estuvo —Celia no puede evitar una risita nerviosa—, pero no en La Granja. Lo siento mucho, de verdad. —Empieza a congestionarse—. Creía que debía decírtelo.

Marta respira hondo y se levanta. Tira en el fregadero su infusión y saca una cerveza de la nevera antes de volverse a sentar frente a Celia y dar un larguísimo trago.

—Me había asustado. —Luce una sonrisa ligeramente cínica—. No me gustaría que Rosa María utilizara mi clínica para llevarse a otros clientes. —Empieza a pegar ojos a los tubos de cartón—. Aunque tampoco es que me haga mucha gracia que se vea allí con Ignacio.

—¿Pero tú sabes lo que estaban haciendo allí? —pregunta Celia perpleja.

Marta se encoge de hombros y, después de pegar otro par de ojos, mira a los de su amiga.

—Me lo puedo imaginar —sonríe con la boca pequeña.

Mientras Celia sigue recortando una calabaza tras otra, Marta continúa decorando los tubos de cartón en una perfecta cadena de montaje. Además de ponerles ojos, les está dibujando a todos unos buenos colmillos sanguinolentos. Los cartones eran para hacer zombis, no vampiros, pero Celia no se atreve a enmendarle la plana.

—Ignacio solo llevaba puesto un delantal y una cofia —Celia le corta sin querer el rabo a una calabaza—, pero nos aseguraron que no era más que un juego. Que nunca han consumado.

Marta deja el rotulador rojo con el que está pintando las gotas de sangre en la punta de cada colmillo y bebe.

—¿Cómo que nos? —pregunta Marta.

—Yo estaba con Enciso —aclara Celia—. Él tenía el informe para imprimir. ¿Te acuerdas?

Celia aprovecha para sacarlo del fondo de la bolsa de manualidades. Marta asiente en silencio y hunde la cara en las dos manos.

—Por Enciso no te preocupes —dice Celia—. Es de lo más discreto. De hecho, él no era partidario de que te contara nada de esto. Además, defiende a Ignacio a capa y espada.

—Es un buen tipo. —Marta se descubre la cara—. Estoy por volver a fumar.

—No lo hagas. Dime por favor que entiendes que tenía que contártelo.

Marta coge a Celia de la mano.

—Claro que sí, bonita. Y te lo agradezco, pero esto debe quedar entre nosotras. Ignacio no puede sospechar que lo sé. Y Rosa María ni te cuento.

—No me puedo creer que ya lo supieras. —Celia está realmente sorprendida—. Y ¿no te importa?

Marta se levanta y saca otras dos cervezas de la nevera. Las otras, las han apurado en un momento. Esta vez escoge unas alemanas que se abren como las antiguas botellas de gaseosa. Le da una a Celia y agarra unas tijeras con las que corta varias veces el aire en un gesto teatral.

—Hay que saber convivir con algunos fantasmas. —Deja las tijeras y coge uno de los tubos de cartón—. Por cierto, estos los he echado a perder. No he seguido el modelo.

—Qué va —dice Celia—. Tan solo no son zombis. Pero van a ser unos vampiros fantásticos.

Marta se sienta de nuevo y abre la botella con bastante destreza a pesar de llevar las uñas recién salidas de la manicura. Celia, sin embargo, salpica un par de calabazas al abrir la suya y se pilla un dedo con el hierrito del tapón.

—¿Por qué crees que contraté a Rosa María de asistenta? —Marta se ha vuelto a levantar para sacar dos copas de un armarito.

—¿Ya sabías a lo que se dedicaba cuando la contrataste? —Celia no sale de su asombro.

Marta asiente con la cabeza mientras se sirve la cerveza inclinando la copa con el ángulo exacto para que la espuma resulte perfecta. A Celia le gusta beber la cerveza a morro, pero no quiere hacerle el feo a su amiga con una tan cara como aparenta ser esta.

—¿Desde cuándo sabes que a Ignacio le gustan… ciertas cosas? —pregunta Celia antes de sorber el exceso de espuma de su copa.

—Desde muy pronto —contesta Marta.

—¿Te lo contó él?

—¡Cómo me va a contar una cosa así! —Marta se vuelve a levantar—. Lo descubrí el primer verano que pasé en la casa familiar de San Juan de Luz.

Marta ha empezado a revolver todos los cajones de la cocina. Celia sabe de sobra que está buscando algún cigarrillo escondido por ella misma antes de dejar de fumar. No la va a reprender por ello, aunque se muera de ganas.

—Le vi enrollando vendas, a medio vestir con una capa azul y una toca de enfermera. —Marta no deja de rebuscar—. El médico de la familia estaba tumbado en un diván leyendo *Le Figaro*.

—¿Un hombre? —pregunta Celia.

Marta abandona la misteriosa exploración con un chasquido de inconformidad y se sienta de nuevo frente a Celia, que acaba de sobrepasar el umbral de tolerancia a lo inesperado.

—Más o menos. Llevaba puesto el resto del uniforme de la bisabuela de Ignacio —explica Marta—, el delantal y la falda. La bisabuela había sido enfermera jefe en la Primera Guerra Mundial.

—¿Te vieron?

—No —contesta Marta con rotundidad—. Y jamás volví a subir al desván de esa casa —bebe y se limpia la comisura con los dedos—, pero me consta que él sí.

—¿Y no le preguntaste ni lo dejaste antes de que la relación fuera a más?

—Lo pensé mucho durante aquel verano, pero la escena me había parecido tan surrealista... —Se encoge de hombros—. No vi razón para renunciar a un novio estupendo por una pequeña perversión.

—¿Pequeña? —pregunta Celia.

—O grande —dice Marta con evidentes intenciones de escandalizar todavía más a Celia—. No he tenido el gusto de ver la polla de Rosa María. —Da un sorbo y se limpia la espuma con los dedos—. Lo que me faltaba.

—Te admiro profundamente —dice Celia—. Tienes un gran talento para identificar lo que de verdad importa. Siempre lo has tenido. No como yo. Tiene razón Enciso cuando dice que aguanto cosas peores...

—No exageres. Es cuestión de perspectiva —dice Marta, otra vez de pie—. Voy a echar un ojo a Oli. Tú ve pensando con qué podemos hacer ahora los zombis.

En lugar de eso, Celia coge una cartulina negra y dibuja un par de alas de murciélago utilizando otra plantilla que había imprimido con la idea de hacer guirnaldas de alas de murciélago y arañas alternos. Las recorta y las pega con cola a uno de los tubos de cartón. Se ve perfecto. Las vecinas se van a quedar de una pieza.

—Está concentradísima con su peli —dice Marta entrando en la cocina con las dos manos llenas de ropa de Olivia para lavar.

—Mira qué monos. —Celia le enseña el vampiro terminado—. ¿Pasamos de los zombis?

—Vale —contesta Marta con cara de aprobación—. Además, se supone que estos son nuestra especialidad. Por cierto, deberíamos comentar el informe. Tú ya te lo has leído, pero yo...

—Por eso lo he traído, pero antes necesito comprender algunas cosas.

—¿Qué más quieres comprender? —Marta suspira mientras corta un trozo de cartulina negra.

—¿Tenéis sexo normal?

—¿Qué quieres decir con «normal»? —Marta coge la plantilla de las alas.

—Parezco mi madre, perdona. Estaba pensando que si tú atendieras esas perversiones...

Marta abre mucho los ojos.

—¡Qué dices! A mí no me va ese rollo y creo que es un error pretender serlo todo para tu pareja a cualquier precio.

Mientras llenan de alas de murciélago los tubos de papel higiénico, Marta le pregunta a Celia si se la imagina con un dildo enganchado a un cinturón dando por culo a su marido mientras le pone a zurcir calcetines. Las dos se ríen a carcajadas. Marta le aclara que follan como todo el mundo. No, no solo folla con él, pero principalmente. Por supuesto que no se pregunta en qué estará pensando mientras lo hace. ¿Quién se hace esas preguntas? Celia confiesa que ella. Marta no es de hacerse tantas preguntas. Está convencida de que el corazón tiene razones que la razón no entiende. Celia no cree que Pascal se refiriese al fetichismo. En todo caso, Marta es partidaria de evitar la tentación de querer entenderlo todo, porque eso suele llevar a conclusiones desagradables y casi siempre erróneas. Es verdad que la relación de Ignacio con su madre es un tanto peculiar y reconoce que es un poco rarito que el principal tema de conversación entre ellos sea la casa y las muchachas de servicio. Sin embargo, Marta no cree que por eso tenga que odiar a su suegra. Ella adora a su nieta y tiene un gusto increíble para hacer regalos. Además, se sabe montones de trucos para eliminar manchas de *foie* y cosas de ese tipo, que entretienen una barbaridad a su hijo y con los que Rosa María resuelve la mar de desaguisados sin que ella tenga que preocuparse por nada que no sea comerse el *foie*. Para Celia es impensable la ignorancia como elección, pero su amiga es más práctica. Por supuesto que Ignacio estará pagando a Rosa María una pasta aparte. Si no, de qué.

Marta se casó con Ignacio conociendo sus aficiones y teniendo muy claro que ella no iba a satisfacerlas, así que hizo su trabajo de campo sin que nadie sospechara de por qué eligió a Rosa María como asistenta. Como ella hay muchas, pero ninguna tenía tantas recomendaciones. ¡Cómo va a ser en LinkedIn! Estas cosas se mueven con la máxima discreción y son mucho más frecuentes de lo que Celia se puede imaginar. Marta no quiere dar más vueltas al molino. Se siente respetada, querida y acompañada por un marido al que admira y con el que se lo pasa bien. En buena parte, gracias a Rosa María, lleva la vida que quiere llevar junto al padre de su hija, con el que además sigue manteniendo relaciones sexuales suficientemente satisfactorias para no tener que diversificar en exceso. Es más, el hecho de que se empalme con ella sabiendo lo que le gusta que le humillen plumero en mano le da una sensación de triunfo moral que le pone bastante cachonda.

—No, si al final me vas a acabar dando envidia —dice Celia.

—Mujer —Marta coloca en fila todos los vampiros con sus alas pegadas—, tampoco es eso. Es cuestión de saber dónde están las verdaderas líneas rojas.

—Yo no me siento tan respetada, querida y acompañada, la verdad... Ojalá Juan Luis tuviera un oscuro secreto que necesitara compensar.

—En el caso de Ignacio, no creo que sea cuestión de compensación. —Marta recoge los restos de cartulina.

Celia piensa en la total ausencia de complicidad que tiene con Juan Luis mientras coloca las calabazas en un montoncito. En lugar de hacer con ellas una guirnalda, debería ser valiente y dárselas a Juan Luis. En un acto solemne, una a una, como se administran las cucharadas de puré a los niños muy pequeños. Esta por tu ex, esta por tu nueva socia, esta por las veces que te has corrido en mi nuca... Así hasta despachar toda la ristra de sinsabores que, como los ajos, parece que no pesan, pero te hartas de su olor.

—¿Qué haces? —pregunta Marta mientras pasa una bayeta.

Cuando Celia se da cuenta de que ha metido las calabazas en su bolso, se le llenan los ojos de lágrimas y toda la sangre de su cara acude diligente a la nariz, ayudada por las tres cervezas que se ha pimplado. Marta deja la bayeta, rodea la isla y, en cuanto la abraza, Celia estalla en un llanto que llevaba mucho tiempo coagulado.

Marta la aprieta fuertemente contra su pecho y le acaricia el pelo hasta que Celia se calma y se separa de ella secándose las lágrimas.

—Tus tetas siguen perfectas —dice como si no hubiera pasado nada—. Al tacto parecen de verdad. ¿No te tienes que renovar los implantes?

Marta le acerca una servilleta de papel.

—Qué idiota eres —contesta con dulzura—. ¿Qué te duele tanto, amiga? Imagino que no es por tu madre.

Celia niega con la cabeza y se suena los mocos.
—¿Qué va a ser?... Juan Luis.
—¿Qué ha pasado? —Marta se muestra alarmada.
—Nada nuevo —dice Celia con ganas de pasar a otra cosa.
—¿No quieres hablar?
—¿Del hombre invisible? —Celia saca las calabazas del bolso—. Prefiero hablar de vampiros.
Celia se dispone a abrir el informe, pero Olivia aparece en la puerta de la cocina.
—Tengo hambre.
—Hija, otra vez descalza —reprocha Marta.
—Tengo hambre —insiste la niña.
Marta se acerca a ella y, agarrándola por los hombros, la gira como si fuera un compás.
—Ponte zapatillas mientras te preparo la merienda.
La niña se va musitando un ligero jopé.
—¿Te ayudo? —pregunta Celia.
—Sí. —Marta coge una manzana del frutero y un cuchillo.
—No le irás a dar una manzana para merendar a la pobre criatura.
—También. —Le entrega ambas cosas a Celia—. Pélasela tú mientras le preparo un bocata.
—Eso está mejor —dice Celia.
La niña aparece con dos unicornios de peluche en los pies.
—Empieza por la manzana, cariño —le indica Marta—. Y luego un bocadillo de chorizo.
—No quiero manzana —protesta Olivia en tono lastimero.
—Pues tampoco quieres chorizo —contesta la madre.
—¡Sí quiero chorizo!
—Pues te comes la manzana.
La niña busca refugio en Celia, que está acabando de pelarla.
—¿Sabes que los unicornios se alimentan de manzanas? —pregunta Celia.
—¿Cómo lo sabes?

—Porque los unicornios son parecidos a los caballos y a los caballos les encantan las manzanas.

—Y a mí ¿qué? —La niña se cruza de brazos haciendo visible su desdén.

—Verás. —Celia sienta a la niña en sus rodillas—. Los caballos comen hierba, pero adoran las manzanas.

—No me importan los caballos. —Olivia frunce la cara entera.

—Pues los unicornios son caballos con un cuerno en la nariz.

—Los caballos no vuelan —replica Olivia.

—Pero ¿tú sabes por qué vuelan los unicornios?

La niña se encoge de hombros con evidente curiosidad.

—Porque se alimentan de manzanas —dice Celia.

—Eso lo dices para que me la coma. —Vuelve a mostrarse contrariada.

Celia le da un beso y Olivia suaviza el gesto sin acabar de borrar del todo una mueca de escepticismo.

—Aquí tienes el bocata. —Marta le deja el bocadillo en un plato al alcance de su mano—. En cuanto te acabes la manzana, te lo puedes comer.

—¡He dicho que no quiero manzana! —grita Olivia—. No me gusta.

Celia manda callar a Marta dándose golpes con el dedo índice en los labios y vuelve a dirigirse a la niña.

—Olivia, ¿a ti te parece que los unicornios pueden pastar con ese cuerno?

La niña vuelve a encogerse de hombros y Celia niega con la cabeza.

—Al principio, los unicornios se morían de hambre porque se chocaban con el cuerno en el suelo y no podían comer.

Celia eleva las palmas de las manos amagando un lamento existencial.

—De hecho, había muy pocos unicornios en el mundo —dice con tristeza— y eran un poco tristes. Tenían un cuerno gris que les impedía comer y unas alas que no les servían para nada.

La expresión de Olivia es una combinación entre el horror y la decepción.

—Un día —Celia trata de encontrar un punto de giro optimista—, una unicornia muy lista vio cómo una chica le daba a su caballo una manzana y observó cómo este se la comía supercontento.

Olivia se acomoda en las piernas de Celia moviendo el culete de un lado a otro. Celia se esfuerza por estar a la altura del entusiasmo que necesita el desenlace de la historia.

—La unicornia tuvo una idea brillante y corrió junto a su manada de unicornios para contársela. —Coge sigilosamente un trozo de manzana—. ¿Sabes lo que pasó después?

Olivia niega con su cabecita de bruja sin darse mucha cuenta de que Celia le ha puesto el pedazo de manzana en la mano.

—Que todos corrieron juntos hasta un campo de manzanos que había cerca. Comieron hasta hartarse y de repente —emula con la mano el despegue de un avión— echaron a volar. Y eso fue gracias a las vitaminas de las manzanas —aclara.

Olivia se asombra al comprobar que ya se ha comido el trozo que tenía y coge otro esforzándose por disimular.

—Desde ese día —Celia hace como si no la hubiese visto— los unicornios decidieron que las manzanas serían su principal alimento. Se acabó eso de dejarse el cuerno para comer tan poca hierba.

Marta contiene a duras penas la risa y Olivia la mira con desaprobación, muy atenta al relato de Celia.

—Al cabo de una semana —continúa Celia— sus cuernos se llenaron de colores y estaban tan guapos y contentos que decidieron aumentar la manada y empezaron a nacer potrillos.

Olivia sigue comiendo sin apenas parpadear.

—La población de unicornios creció una barbaridad —abre un círculo con sus brazos— y, como gracias a las manzanas podían volar, ocuparon todas las regiones del planeta en las que había manzanos. Por eso —presiona la naricilla de la niña con su dedo índice— hay tantos unicornios en el norte de España.

—¿También hay unicornios en San Juan de Luz? —pregunta Olivia masticando el último pedazo.

—Montones.

—Hala. —Marta le da a su hija el bocadillo de chorizo—. Si nos dejas trabajar otro poquito, luego te doy un cuadradito de chocolate.

—Gracias, mami —dice Olivia—. ¿Puede venir Aroa un rato a jugar?

Marta se queda pensativa unos segundos.

—No estaría mal —contesta mirando a Celia—. Así podemos mirarnos esto más tranquilas. Voy a preguntar a su madre.

—¡Yuju!, pero no le mandes un wasap, porfi, llámala —pide Olivia—, que su madre nunca mira el móvil.

Marta llama a la madre de Aroa y acuerda con ella que la va a recoger ahora mismo.

—Es un momento —le asegura a Celia—. Vive en el edificio de al lado.

Olivia se pone muy contenta, pero prefiere quedarse con Celia esperando. Le cuenta que en su clase hay un niño muy tonto que se llama Álex que se saca los mocos y le roba las pinturas, pero que hay otro Álex que es muy majo y pega al Álex que se saca los mocos, pero le castigan siempre a ese Álex, porque los profes protegen al otro Álex por ser gay. Aunque ella cree que no es gay, porque su padre dijo una vez «qué coño va a ser mi hijo gay». Y su madre, la de ella, o sea, Marta, no la de ningún Álex, dice que dejen al pobre niño en paz, que solo porque le guste *Frozen* no tiene por qué ser gay, pero que, si es gay, no pasa nada; y a Olivia le da igual que sea gay, pero le molesta que nadie le regañe por robarle las pinturas, y además le da asco que se saque los mocos y le da pena el otro

Álex al que regañan por pegarle al primer Álex. Es todo muy injusto.

—Ya estamos aquí —dice Marta al abrir la puerta de la cocina.

Las niñas se abalanzan la una sobre la otra.

—Vamos a mi cuarto. —Olivia agarra a su amiguita del brazo.

—Tengo hambre. —Aroa se dirige a Marta.

—Pero si me ha dicho tu madre que acabas de merendar —se queja Marta.

—Solo un yogur —protesta—. Tengo más hambre.

—A ver, niñas, vais a jugar un rato juntas para que nosotras podamos trabajar.

—Dale unas galletas —propone Celia con el ánimo de agilizar la cosa.

Marta saca una lata *vintage* de galletas maría.

—No quiero galletas —dice Aroa.

Marta, que casi nunca muestra enfado, empieza a poner cara de acabársele la paciencia.

—Mami —dice Olivia—, dale una manzana.

—Buaj —responde Aroa emulando una arcada.

—Pues es lo único que comen los unicornios —informa Olivia.

—Los unicornios no existen —se burla Aroa—. ¿Hay tortilla de patata?

Marta suelta una risotada que suena más a hartazgo que a diversión. A Celia, que por un momento ha imaginado a su madre de niña, no le ha pasado por alto cómo se ha borrado la sonrisa de su ahijada, así que abre la lata de galletas, pone un buen puñado en un plato y, mientras le acerca el plato a Marta, se dirige a Aroa:

—Por supuesto que los unicornios existen, pero hay que ser muy lista para verlos. Ponles también unas onzas de chocolate, anda —le pide a Marta.

Marta le hace caso y las dos niñas se muestran encantadas con el chocolate.

—A jugar al cuarto. —Marta les da el plato—. Arreando.

Las niñas se van contando los cuadraditos de chocolate que, por supuesto, son pares. Desde hace algunos años, los cursos de preparación al parto incluyen, al menos, una clase de matemáticas en la que se explican muy bien los criterios de divisibilidad de los números naturales. Se ha demostrado que esto salva más vidas que la maniobra de Heimlich.

—Has visto que dar manzanas a los niños no es tan fácil como dárselas a los potrillos de unicornio —dice Marta sacando otro par de cervezas de la nevera.

—Pero tú has visto que soy muy capaz de hacerlo —dice a punto de volver a llorar.

—Claro que sí —coincide Marta con una sonrisa de disculpa—. Es por la cuestión de los hijos, ¿verdad? —Le coge la mano—. ¿Sigue sin querer ni oír hablar de ello?

—Entre otras cosas.

Celia sacude el aire con las dos manos y traga saliva. No quiere volver a llorar y menos con Olivia en casa. Ya se ha dicho a sí misma lo que se tenía que decir y la mejor forma de volar que por el momento tiene es abrir el puto informe y empezar a pensar en moléculas, genes y trastornos. Entender por qué la gente se empieza a comportar como vampiros, en lugar de pintarlos, es lo único que le hace olvidar su ineptitud vital y su reloj biológico.

Mientras abre el informe, empieza a contarle a Marta las principales conclusiones que ella ha sacado de su lectura. Se trata de un estudio de casos y control firmado por epidemiólogos del Centro Europeo para la Prevención y el Control de las Enfermedades de Estocolmo, pero no es un documento oficial ni está publicado en ninguna revista. Ni siquiera está colgado en su página web. Lo ha conseguido Enciso a través de sus contactos del Vaticano, que aún tienen suficiente influencia en Europa como para contener determinada información. La COVID-19 les dio igual, porque la gente simplemente tosía o se moría, pero se siguen viendo con la misma autoridad que hace mil años para controlar toda plaga que implique un comportamiento irreverente, obsceno o morboso.

La muestra se compone de cuatrocientos casos y dos mil controles. Han comparado cada caso con cinco controles y han dividido la muestra en dos grupos, porque todos habían bebido sangre humana en el último mes, pero solo la mitad había mordido a otras personas. Sin embargo, los factores de riesgo hallados son los mismos para todos; las mismas excentricidades alimentarias: obsesión por el pescado crudo como única fuente de proteína animal, y también por los supuestos superalimentos de moda. Esos que vienen enumerados en internet como parte del catecismo dietético. «Bienaventurados los que comáis medio kilo de kale al día, porque vosotros evitaréis los radicales libres»...

Menos pintura de minio, engullen todo lo que suena a antioxidante dejando prácticamente de lado lo que, hasta ahora, se había considerado comida para humanos.

—¿Se han detectado intoxicaciones alimentarias...? —Marta se acerca a la lavadora—. O ¿podríamos estar delante de un tipo raro de Guillain-Barré?

A Celia le impresiona más ver a Marta teclear los botones de la lavadora con la soltura con la que escribe un mensaje en el móvil que todas las enfermedades que se le van pasando por la cabeza mientras es capaz de combinar temperaturas, velocidades de centrifugación y otras variantes como en una tragaperras. La lavadora de Celia sigue teniendo una rueda como Dios manda.

—Nada relevante —contesta—. Se han reportado algunos casos de intoxicación por hongos en algunos alimentos ecológicos. Pero han sido eventos aislados y comunes a algunos controles.

—¿Y enfermedades no infecciosas? —pregunta Marta.

—Lo normal: algunos cálculos renales por el abuso de batidos verdes y alguna obstrucción intestinal por el de semillas.

Marta abre la nevera y comprueba las fechas de caducidad de algunas cosas. Saca un sobre de salmón ahumado.

—Y ¿cómo andan de microbiota? —Apila unos yogures antes de cerrar.

—No la han analizado. —Celia mira la fecha del salmón—. Hija, esto no está tan pasado.

—Qué lástima, porque la diversidad microbiana da muchísima información. —Marta le quita el salmón a Celia y lo tira—. Con el pescado hay que tener cuidado. Y más si se come crudo.

—¿Drogas?

—Ni rastro. Tampoco anemias, porfirias u otros trastornos de la sangre. Yo esperaba algo más obvio, la verdad: una hemoglobina alterada, por ejemplo. Pero nada de nada.

—Cuatrocientos casos… —Marta cambia de tema—. Es una buena muestra. ¿Todos son suecos?

—No. Pero sí europeos. Cada caso lo han comparado con cinco controles procedentes de su mismo grupo social.

—¿Y cómo han conseguido reclutar tantos casos? —pregunta Marta mientras inspecciona su cocina—. Los síntomas son bastante inconfesables.

—Supongo que pagando. —Celia se levanta a por otra cerveza—. ¿Cómo, si no, se consiguen esas cosas?

—¿Y por qué están seguros de que los controles no mienten? —Marta descubre un zapato de Barbie detrás de la nevera.

—A ver, es el centro más importante de epidemiología de toda Europa —responde Celia mientras abre su cerveza—. Digo yo que sabrán hacer estas cosas…

Marta deja el zapato junto a una especie de pintalabios con una lucecita azul que, aunque parece una pequeña alarma antiincendios o un artilugio para espantar mosquitos, es un salero eléctrico. Comodísimo, según Marta, para moler la sal al instante.

—De verdad, ¡cuánta tontería! Vamos a acabar perdiendo los músculos del pulgar. Y es lo que nos hace humanos —advierte Celia muy seria.

Marta le hace una demostración y le da a chupar la sal en su propio dedo.

—¿A que está buena? Es del Himalaya.

—Igual que la de Torrevieja, cloruro sódico. —Celia mira el mensaje que acaba de sonar en el móvil—. ¿Me pregunta Juan Luis si confirmamos la reserva para el puente de la Almudena?

—Por nosotros sí. —Marta se encoge de hombros—. Tú eras la que no parecías convencida.

—Ya... Un momento —dice Celia atenta a un segundo mensaje.

Marta coge el informe y empieza a hojearlo.

—¡Se apunta Ramón con su familia! —anuncia Celia más contenta de lo que ella misma hubiera esperado—. ¿No os importa?

—En absoluto —responde Marta sin levantar la vista del informe—. ¿Cuál es entonces la principal sospecha?

—La dieta —afirma Celia con rotundidad—. Ya verás que son un poco ortoréxicos, bastante grillados con la comida sana, pero, a pesar de ello, todos confiesan arrebatos repentinos por guarrerías azucaradas.

—Veo que ninguno de ellos come ni carne ni huevos ni leche —lee Marta en voz alta.

—Pero sí beben sangre —dice Celia—. Lo que apunta a que son gilipollas de base.

—Y pescado crudo. Espera... —Marta sigue leyendo—. ¿Estas cantidades son correctas?

—Correctísimas. —Celia da un trago a su cerveza—. Todos comen atún rojo prácticamente a diario, casi siempre crudo.

Ya te dije antes que es la única proteína animal que consumen o, al menos, antes de consumir sangre.

—¿Y qué niveles de metilmercurio tienen? —Marta escruta el documento—; porque esto podría explicar…

—Pues sorprendentemente bajos —responde Celia.

Marta pasa las páginas sin levantar la vista hasta encontrar el dato.

—No es posible comiendo tanto atún. ¿Qué método de análisis han utilizado?

Marta retrocede unas páginas en el informe.

—Anda —añade con sorpresa—, pero si el investigador principal es el mismo que hizo aquel estudio de intoxicación por metilmercurio en cantantes de pop urbano. Un tío brillante, además de estar buenísimo.

—¿Qué estudio? —pregunta Celia.

—Hace un par de años este tío demostró que la inmensa mayoría de los cantantes de reguetón alcanzaba niveles de metilmercurio neurotóxicos. Muy parecidos a los de la enfermedad de Minamata.

—¿Eso es lo de la intoxicación que hubo en una isla japonesa en los sesenta?

—Exacto —contesta Marta.

—Conozco la historia. Y que en 2013 se firmó el Convenio de Minamata para reducir al máximo el mercurio que se libera como consecuencia de las actividades humanas —recuerda orgullosa.

—Sí, señora —dice Marta—, ¿quieres comer algo? Llevamos varias cervezas a palo seco…

Celia niega con la cabeza.

—La cerveza es cebada. Yo aún me dedicaba a la neurogenética —rememora con nostalgia—, e hicimos alguna cosilla sobre la predisposición genética a la neurotoxicidad del metilmercurio.

—Pues a este Andersson —Marta alza el informe— se le ocurrió plantear la genial hipótesis de que esos cantantes de moda, que llevan música enlatada, ropa de plástico y no se les entiende una mierda, tenían muchos rasgos en común con los síntomas de intoxicación por metilmercurio.

—¿Qué síntomas? —pregunta Celia.

—Espasmos involuntarios, pérdida de audición, dificultad en el habla… —explica Marta—. Muchas coincidencias en las que nadie había reparado antes porque parecían elecciones artísticas.

—¡Excelente! En realidad, sí que me apetece comer algo. —Celia husmea por los armarios y saca unas aceitunas—. ¿Los reguetoneros comen mucho sushi? Yo pensaba que comían perritos calientes.

—La mayoría comen lo que está de moda, sobre todo cuando empiezan a ganar pasta. —Marta saca un bol de otro armario y se lo da a Celia—. Los perritos son más de *gamers*. ¿Qué más quieres?

—¿Tienes mejillones?

—De batea y enormes. —Marta saca una lata—. ¿Abro también unas navajas?

—Fenomenal. Y ¿se confirmó la hipótesis?

—Ajá. Un ochenta por cierto de los «cantantes» —dibuja las comillas con los dedos— presentaba niveles neurotóxicos de metilmercurio —contesta Marta mientras vierte el contenido de las latas en un par de cuencos.

—¿Y el otro veinte? —pregunta Celia.

—Imitación de lo que creían «un estilo», aunque unos poquitos tenían ya algún tipo de deterioro cognitivo previo. —Marta le da un tenedor para ostras a Celia—. Volviendo a lo nuestro, tú, que tanto sabes de predisposición genética…

—¡Qué monos estos tenedores! —Celia pincha un mejillón—. Dime.

Marta sonríe y echa un chorro de limón a las navajas.

—Regalo de mi suegra. —Le acerca el cuenco a Celia—. ¿Cómo se explica que ninguno de los casos presente niveles de metilmercurio, ni siquiera ligeramente altos?

—Que yo sepa, no hay ninguna variante genética que disminuya la susceptibilidad al metilmercurio —dice Celia—. Al revés sí.

Celia se come una navaja antes de seguir hablando.

—Pero, entre las cosas que come esta gente —blande el tenedor—, hay unas bayas exóticas que podrían estar ayudando a metabolizar el metilmercurio ingerido con el pescado.

—¿Cómo? —pregunta Marta.

—Desmetilándolo, se supone. Las importan de Vietnam y su consumo en occidente es todavía algo muy exclusivo. —Celia coge dos aceitunas a la vez—. Lo interesante es que en todos los casos las comen a diario, igual que el pescado. Y en cantidades nada despreciables.

—¿Han probado a eliminarlas de la dieta? —dice Marta mientras pincha un mejillón con su tenedor de ostras.

Celia se dispone a abrir el informe en cuanto se limpia los dedos y va pasando las páginas hasta encontrar lo que busca.

—Sí, y ahí está el quid de la cuestión. Mira esta tabla. —Se lo pasa—. Han ido quitando diferentes alimentos uno a uno, como se hace con las alergias, y, en cuanto eliminan las bayas manteniendo el resto de la dieta igual, los niveles de metilmercurio suben.

—Extraordinario —reconoce Marta, y sigue leyendo—, pero si algún componente de las bayas provoca la desmetilación del mercurio, lo cual sería todo un hallazgo, tendría que haber residuos de mercurio elemental, al menos en la orina, y no parece que eso ocurra.

—El mercurio libre podría estar formando sales de mercurio —Celia da un trago a la cerveza—, pero tampoco aparecen en los análisis.

—¿Qué más comen? —Marta se mete una navaja en la boca.

—Mucho zumo verde: brócoli, espinacas..., todo crudo. —Celia emula una arcada.

Marta levanta una ceja.

—Y también se ponen morados a soja texturizada —Celia repasa el informe por si se deja algo— y comida para pájaros.

—¿Cómo que para pájaros?

—Cereales integrales crudos, salvado y semillas de chía, sésamo, lino, a cucharada limpia —levanta la vista del texto—, entre otros alpistes.

—O sea que se atiborran a fitatos —concluye Marta—. La soja, los salvados, las semillas... contienen fitatos a porrón.

—Eso es. Y, en consecuencia, tienen deficiencias de calcio y zinc. El hierro queda compensado por la sangre que beben. De hecho, probablemente, los fitatos protejan a los que beben mucha de un envenenamiento por exceso de hierro.

—A ver cómo de bajo tienen el zinc. —Marta busca el dato.

—Bajísimo. —Esta vez, Celia coge tres aceitunas—. Los cuatrocientos presentaban una carencia brutal. De hecho, se les cae bastante el pelo.

—La falta de zinc también podría explicar algunos desórdenes neurológicos —sugiere Marta.

Celia se limpia las manos con papel de cocina y busca en el informe un estudio complementario, que aparece al final y que le muestra a Marta.

—No parece. Mira. Han probado a reducir al máximo los fitatos de la dieta y a suplementarla con zinc, calcio y otros minerales que, normalmente, quedan secuestrados por los fitatos...

—¿Y no han mejorado? —pregunta Marta.

—Algunos parámetros de salud mucho —contesta Celia—, pero no ha cambiado en absoluto su comportamiento vampírico. Todos han continuado consumiendo sangre humana y los que mordían han seguido haciéndolo.

—Oye, y aparte de tener muchos fitatos, tanta soja y brócoli crudo...

—También se ha reportado algún problemilla de tiroides —dice Celia— y los consecuentes cambios de humor, pero de ahí no pasa.

—¿Y los asiáticos? —pregunta Marta.

—Comen mucha menos soja que los occidentales conversos y casi siempre fermentada.

—¿Qué pone aquí de los dulces? —quiere saber Marta con sorpresa.

—Ya te lo he dicho. —Celia se come un mejillón sin mirar y se mancha la camiseta de escabeche—. Mierda. Tienen obsesión por comer sano, cosa que no hacen, y luego tienen arrebatos de azúcar.

Marta ni se inmuta, sumergida en el texto. A Celia le da apuro pedirle ayuda, porque siempre se está manchando, así que coge el salero eléctrico para echarse sal en la mancha y da al botón repetidas veces. No cae mucha.

—Trae, anda. —Marta le quita el salero.

—Pues eso, que se dan algún capricho casi a diario: chuches, refrescos, kétchup…

—Mentira. —Olivia replica desde la puerta—. No comemos chuches todos los días ni refrescos. Y mi mamá no me compra kétchup.

—La mía sí me compra —presume Aroa.

—Cariño —Celia se pone de pie para ir a dar un abrazo a su ahijada—, no hablaba de ti. Hablaba de unos adultos que comen fatal.

—Quiero mejillones —dice Aroa mirando los cuencos.

—Toma. —Marta le pincha uno con su tenedor de ostras—. Pero ven a comértelo aquí, que esto mancha mucho.

La niña se acerca y abre la boca como una carpa.

—Nos aburrimos —dice Olivia—; ya hemos jugado a todo.

—¿Habéis recogido? —quiere saber Marta.

—¿Me das otro? —pregunta Aroa.

Marta se baja del taburete y le da el tenedor.

—Cógelo tú, anda, pero con cuidado. —La ayuda a sentarse—. Os he preguntado si habéis recogido.

—Luego, mami —Olivia contesta rezongando—. ¿Podemos hacer *slime*?

Marta pone cara de ir a decir que no, pero ante la mirada de Celia, que está deseando seguir con el caso, accede.

—Está bien —dice—, pero lo hacéis en la terraza y después de recoger los juguetes.

—Joooooo —Olivia protesta—, pero tú nos ayudas.

—¿Qué es *slime*? —pregunta Celia.

—El blandiblú moderno —dice Marta—. A recoger, he dicho.

Olivia vuelve a protestar mientras Aroa se come el último mejillón del cuenco.

—Veo que te han gustado —responde Marta—. Tendré que abrir otra lata.

—Vale —concede la niña.

—Para nosotras —aclara Marta—. Hala, a recoger con Olivia.

—Me quiero ir a mi casa. —La niña amaga un puchero.

Marta, que debe de conocer a la amiguita de su hija, le replica:

—Después de recoger llamo a tu madre para que te venga a buscar.

La niña intensifica su lamento.

—Me quiero ir ya.

—Claro —explica Marta con voz muy tranquila—, porque no te apetece recoger, pero hay que hacerlo. Las dos.

Aroa da paso al llanto explícito.

—Quiero irme a mi casa.

—Ve a recoger y te damos más mejillones —ofrece Celia con tono cómplice.

Aroa sorbe los mocos con impostada dignidad y sale corriendo.

—Esta niña está consentidísima —suspira Marta.

En ese momento suena la llave de la puerta. Celia mira a Marta ligeramente nerviosa; no esperaba que Ignacio fuese a llegar tan pronto.

—Hola, reina —saluda Rosa María al abrirle la puerta—. Anda, Celia, cariño —añade con evidente sorpresa—, qué bueno verte.

—Hola, Rosa María —responde Marta con tono afectuoso—. ¿Qué haces aquí a estas horas?

—Salgo ahora de casa de la Berta y quiero dejar planchadas las camisas de Ignacio.

—Pero si sueles planchar los jueves, mujer. No hay prisa.

Rosa María tiene un aspecto mucho más recatado que el que llevaba el otro día en la clínica. Mientras llena un vaso de agua, explica sus improvisados planes.

—Cariño, el jueves voy a estar liada con la merienda de Halloween de la niña. —Se bebe el agua de un trago.

Celia se fija en su bocaza a través de la lupa que forma el agua.

—Pero si la fiesta es el viernes —dice Marta—. ¿Quieres un mejillón?

—A mí los moluscos me dan mucho asco. —Rosa María hace un aspaviento—. El jueves tengo que dejar hechas las tartaletas y el pudin de calabaza, cielo. El viernes no me va a dar tiempo a todo.

—Qué haría yo sin ti, hija —dice Marta—. Celia y yo vamos a seguir aquí trabajando un rato.

Rosa María limpia con un estropajo la marca de pintalabios del vaso en el que acaba de beber y se dirige a las dos mujeres con aires de directiva magnánima.

—Tranquilas, que a mí no me molestáis. Si necesitáis cualquier cosa, estoy aquí al lado, en el cuarto de la plancha —lanza al aire antes de irse.

—¿Y las niñas? —pregunta Celia.

—Se habrán puesto a jugar otra vez —dice Marta—. Mejor no ir.

Celia vuelve a coger el informe y lo abre sobre la mesa para que lo puedan ver juntas.

—Hablando de niños caprichosos —señala con la barbilla la puerta por la que han salido las niñas—, el estudio ha dado diferencias de conducta importantes entre los casos y los controles. A ver dónde estaba esto... —Pasa las páginas.

—¿Qué tipo de conductas? —pregunta Marta—, además de las que ya sabemos.

—Primer dato sociológico. —Celia sigue el texto con el dedo—: El trabajo les dura muchísimo menos que a los controles. Cambian de trabajo un setenta por ciento más a menudo.

—Comen muy caro para tener una vida tan inestable, ¿no? Marta abre otra lata de mejillones y los echa en el cuenco correspondiente.

—Consiguen que los inviten, piden dinero a otros... —continúa Celia—. Está todo documentado. Además, no les cuesta conseguir un trabajo, la cuestión es que no les dura.

—¿Y por qué pierden los trabajos? —Marta le acerca los mejillones a Celia.

—Sobre todo por faltas de disciplina y por aprovecharse del trabajo de los compañeros.

—Curioso. —Marta tira la lata a uno de los cuatro cubos de basura que asoman bajo la isla cuando se pisa un pedal—. Y dices que, sin embargo, no les cuesta conseguir trabajo...

—En promedio, obtienen un cincuenta y cinco por ciento más de los puestos a los que se presentan que los controles. —Celia se come dos mejillones seguidos.

—Y ¿eso cómo se explica?

—No lo explican —dice Celia—. Podría correlacionar con los resultados de los test de personalidad; son notablemente más creativos y encantadores.

—¿Como si ser creativo fuera una virtud?

—A lo mejor, fuera de España… —Aplaude Celia—. Otro dato sociológico: todos sin excepción sitúan su ideología en el neoliberalismo más radical, pero, a su vez, a todos les cuesta enormemente respetar la propiedad y los derechos ajenos. Parece un sinsentido, pero los datos son abrumadores.

—¿Cómo pueden saber todas esas cosas? —Marta muestra cierta desesperación—. El tipo que conozco es médico, muy bueno, pero médico. No sé yo qué hace opinando de esto.

—Bonita, tú te has fijado en su nombre, pero el informe lo firman veinte personas, incluidos psicólogos y sociólogos, suponemos que de prestigio.

Marta se come un mejillón, apoya los codos en la isla sin llegar a sentarse y pregunta:

—¿Se han detectado otras alteraciones neuropsicológicas, además de sus costumbres vampirescas? Porque esto que me cuentas son rasgos de personalidad, no trastornos.

—No hay trastornos, pero, como ves, todos tienen conductas muy similares. —Celia le señala un párrafo con el dedo.

—¿Intensamente emocionales? —lee Marta con cara de guasa—. ¿Qué quiere decir eso, científicamente hablando? Y ten cuidado, que vas a manchar los papeles de aceite.

Celia, que estaba haciendo bailar el tenedor de ostras entre los dedos índice y corazón, se disculpa y apoya el tenedor en el cuenco.

—Supongo que será una convención. Los describen con ese término. Los mejillones están buenísimos, pero muy salados. ¿Quieres agua?

Celia se levanta, coge dos vasos limpios de un armarito y se acerca al grifo de la nevera.

—Léelo tú misma —sugiere mientras llena los vasos—, si no recuerdo mal, los cuatrocientos casos también tenían ataques de llanto o de furia, al menos, dos veces al día.

—Frente al veinte por ciento de los controles, pero eso tampoco tiene por qué ser patológico.

—Hay mucha gente con dificultad de autocontrol. —Celia se bebe el agua de un trago—. Lo que subrayan es la diferencia de frecuencia entre los casos y los controles.

—Si no fuera porque este centro es el más importante de Europa, diría que estamos entrando en el terreno de lo especulativo.

—No estoy de acuerdo. —Celia sale en su defensa—. No están proponiendo ninguna interpretación, ni siquiera una hipótesis.

—En eso tienes razón —admite Marta—, pero uno esperaría encontrar conductas…, no sé, un poco más siniestras.

—¿Y cuáles serían esas conductas?, ¿huir de la luz, ser inmortales, dormir de día en un ataúd…? No fastidies.

—Cosas así —Marta la corta risueña—. Teniendo en cuenta que ya muerden y beben sangre humana.

—A mí me parece más locura beber zumos de brócoli y espinacas.

Marta chasca la lengua. Celia siempre se ha reído de su inclinación hacia los alimentos saludables y Marta debe de ser consciente de que le esperan años de burla por parte de su amiga.

—Ya sé que son datos extraídos escrupulosamente —reconoce Marta—, pero decir que se pasan el día comisqueando, bebiendo refrescos con pajita y que son muy locuaces y besucones —dice mientras lee—, incluso los que muerden, no deja de sonar un poco pueril.

—Algo debe de haber en esas bayas…

Celia mira el reloj de la cocina que, por supuesto, tampoco parece un reloj hasta que llevas medio minuto mirándolo.

—Anda, échales un vistazo a las niñas mientras me vuelvo a leer despacio la parte del comportamiento.

—Muy bien.

Celia se encuentra a las niñas repantingadas en el sofá del salón viendo la tele. No la han oído y están de espaldas, así que se da media vuelta sigilosamente, temiendo que, si la ven, Aroa le pida suflé de gruyer. Aprovecha para ir al baño. En la bañera de Olivia hay una palangana rosa llena de juguetes. Sirenas, animales, coches, muñequitos... Se acuerda de cuando ella jugaba con la esponja y, como mucho, los tapones del gel y del champú. Le parece increíble que con eso fuese capaz de montar capítulos enteros de *Vacaciones en el mar*.

De regreso, se para en el cuarto de Ignacio y Marta, que tiene la puerta abierta. La cama no tiene una sola arruga. Todo en esa casa es perfecto, como la epidemiología sueca. La verdad es que es una disciplina fascinante. Le entran ganas de volver a ver *En el filo de la duda*, una peli de los ochenta sobre el descubrimiento del sida en Estados Unidos y Francia que muestra divinamente la naturaleza detectivesca del trabajo de los epidemiólogos. Se la tiene que recomendar a Enciso. No se imagina una película así sobre la COVID-19. Twitter, bueno, llámalo X, chafa cualquier idea cinematográfica de antemano.

—A mí lo que me maravilla es cómo han sido capaces de recopilar todos esos datos. Casi más que la sintomatología vampírica —dice cuando entra en la cocina.

—Andersson es un genio —reconoce Marta—. A los otros no los conozco.

—¿Le conoces personalmente? —pregunta Celia.

Marta asiente con una sonrisa pícara.

—¿De qué?

—Tuve un *affaire* con él hace unos años en un congreso —susurra Marta—. Un sueco de esos cañón y calladito... —Se le van los ojos al techo—. No te lo puedo describir con palabras.

—¿Y por qué yo no sabía nada?

—Otro día. —Marta señala el cuarto de la plancha—. Vamos a acabar con esto, que quiero devolverle a Aroa a su madre.

—Bueno, bueno. —Celia acepta con cierta decepción—. Hoy es el día en que descubro que no conozco a mi mejor amiga.

—No digas eso, por favor. No es propio de ti sacar conclusiones de un par de anécdotas.

—¿Anécdotas?

Celia eleva el volumen un poco indignada y Marta sube y baja la mano estirando la boca como el emoticono de circunstancias. Celia baja de nuevo la voz, pero sigue protestando:

—Y claro que es propio de mí sacar conclusiones precipitadas —añade—. ¿O tampoco me conoces ya?

Marta entrecruza las manos en un gesto de ruego y dice muy bajito:

—No saques las cosas de quicio. Ahora no es momento de hablar de esto. —De nuevo señala el cuarto de la plancha con la mirada.

Celia se avergüenza súbitamente. Esta tarde ha recibido toda una lección de tolerancia y, como dicen ahora, de resiliencia. No debe ser injusta. Es terrible cuando los tecnicismos invaden la boca del pueblo. Suspira.

—No sé qué me pasa.

—Que estás jodida, mujer. ¿Seguimos? —Marta mira los papeles.

Celia asiente y le devuelve una sonrisa de puro amor. Se va a la última página antes de los anexos y dice:

—La verdad es que el informe es completísimo, pero muy poco concluyente.

—Hay mucha información, pero ninguna explicación —dice Marta.

—Sugieren estudiar las bayas vietnamitas en profundidad —Celia cierra el informe—, porque, a pesar de la enorme coincidencia en las estupideces alimentarias y los hábitos psicosociales, es la única pista que por el momento parece producir un cambio importante en el metabolismo.

Marta se levanta y empieza a recoger la cocina.

—¿Y lo de las sectas y las prácticas satánicas?... —recuerda.

—No parece que haya nada de eso —responde Celia—, pero quién sabe. También han podido mentir.

—Perdonadme, chicas, que os estoy oyendo desde el cuarto de la plancha.

Rosa María está frente a ellas con los brazos en jarras.

—No sé de quién estáis hablando, pero esa gente tiene una personalidad narcisista de libro.

—¿Qué quieres decir? —pregunta Marta.

—Niñatos obsesionados por su salud y también por las cosas que les dan placer. Con una pulsión oral desmesurada, egoístas y aprovechados.

—Bueno, no solo. —Celia asume que Rosa María ha oído también lo de la sangre y los mordiscos.

—Adultos infantilizados, indisciplinados y egocéntricos, de los que cada vez hay más.

Por la vehemencia con la que habla, uno diría que Rosa María conoce a más de un tipo con esas características.

—¿Y por qué beben sangre humana? —pregunta Marta—. ¿Y por qué muerden a otras personas?

—Narcisismo colectivo. Atacan a los que son diferentes —dice con rabia—, a los que comen carne, por ejemplo.

—¿Y crees que se puede tratar de una secta? —pregunta Celia respetando el doctorado en Psicología de Rosa María.

—Son demasiado ególatras para servir a un gurú —se ríe sin alegría—. Salvo que ellos fueran el líder y, claro, los cuatrocientos... Difícil.

—Es verdad que la sociedad está cada vez más infantilizada —coincide Celia con afán de despersonalizar.

—Fíjate cómo ha crecido el negocio de las aseguradoras. —Rosa María vuelve a beber agua.

—No veo la relación. —Marta tira las botellas de cerveza a uno de los cubos.

Rosa María contesta muy convencida:

—Hoy la gente contrata seguros para todo, pero no porque sean previsores —chasca la lengua y niega con el dedo—, sino porque nadie quiere aceptar responsabilidades. Todo el mundo quiere hacer lo que le salga de las narices y que se apañen los seguros entre sí.

—Explícate. —A Celia le está empezando a gustar el argumento.

Rosa María se retira la melena con las manos y las apoya en la isla.

—Imaginaos que el marido de la Berta viene aquí un día y se tropieza con un juguete de la niña.

—Los padres de Aroa. —Marta mira a Celia.

—Tú ya sabes cómo es... —Rosa María mueve la mano como si sujetara un hilo.

—Como la hija, pero en borde —explica Marta.

—Un narcisista en toda regla —aclara Rosa María—. Imagínate que se cae y se rompe un hueso.

—Nos denuncia —dice Celia.

—¡No fastidies! —Marta se ríe demostrando absoluta incredulidad.

—Sí, señora. —Rosa María vuelve a coger el hilo invisible y se pone a coser el aire—. Con tal de no tener que mirar por dónde pisa, en primer lugar, y de no reconocer que ha sido tan tonto como para tropezarse, en segundo, os echaría la culpa.

—Y la manera más aséptica de hacerlo —añade Celia, que ve por dónde va Rosa María y está muy de acuerdo— es denunciando.

—Estáis muy mal las dos. —Marta saca unos huevos de la nevera—. Esa denuncia no iría a ninguna parte. Los accidentes también existen. No todo tiene un culpable.

—Eso habría que verlo —dice Rosa María mientras se acerca a los huevos—. Más te valdría tener un seguro de responsabilidad civil. ¿Te dejo hecha una tortilla?

—No digas tonterías.

—Bueno, hija. —Rosa María deja el huevo que había cogido.

—Me refiero a lo del seguro de responsabilidad civil, pero no hace falta que hagas nada más, mujer. Los voy a hacer fritos.

—No es ninguna tontería —añade Celia—. Las denuncias y los seguros son la forma de eludir no solo la responsabilidad, sino también el diálogo. Se culpa a otro, pero sin enfrentamiento ni discusión.

Marta mira alrededor como si quisiera encontrar algo que ordenar, pero todo está en su sitio.

—Además, el hábito de contratar seguros para todo también libera de prestar atención a las cosas —continúa Celia—. La atención es un caro ejercicio para nuestro cerebro.

—Eso es, cariño —afirma Rosa María—. ¿Quién mira hoy en día por dónde pisa?… En fin, que os olvidéis de trastornos metabólicos, que sois muy biologicistas las dos. Niños grandes. Eso es lo que son.

—Gracias, Rosa María —Marta mira el reloj—, y vete ya, que se te va a hacer tardísimo.

—Me quedan tres camisas y las braguitas de Olivia.

—¿Plancháis las bragas? —pregunta Celia escandalizada.

—¿Tú no? —replica Rosa María.

—Voy a avisar a las niñas —dice Marta—. Rosa María, ¿te importa acercar a Aroa a su casa cuando acabes, por favor?

Por la cara de Rosa María, está claro que sí le importa, pero también que no se va a negar.

9

La mayoría de los animales pierden una parte importante de su microbiota cuando viven en cautividad, lo que les hace más vulnerables a determinadas enfermedades. La falta de contacto con otras especies y una dieta monótona parecen ser la causa principal de la pérdida de diversidad microbiana. Celia sostiene que lo mismo les ocurre a los humanos durante las vacaciones estivales en familia. Por eso, las escapadas tribales en otoño y las casas rurales de once habitaciones son tan buen reconstituyente. El hecho de variar la dieta, la conversación y confundirse, si no de cama, al menos, de toalla, es, junto con las vacunas, la mejor prevención de cara al invierno.

Como en otras ocasiones, el 1 de septiembre, Celia, con el beneplácito de Marta, ya había empezado a organizar un puente interfamiliar en una de esas tierras ibéricas donde abundan las vides centenarias y las iglesias románicas. Se había negado a reservar un parador con campo de golf que tanto gustan a Juan Luis y a Ignacio. Para rebozarse unos con otros es mejor un contexto más angosto. En el hotelito con encanto que ha escogido recuperarán las bacterias perdidas. Pasearán, visitarán las bodegas y la iglesia del pueblo, que tiene rango de colegiata. Al plan se han unido en el último momento Ramón y Sofia con sus tres criaturas y la madre de Celia. Marilia hace mucho que no se quiere quedar con ella un puente ni por el triple de salario. Bueno, por el triple sí, pero para eso Celia se la lleva de excursión y, con un poco de suerte, enseña a los niños a jugar al parchís.

Salen, como todo el mundo, por la tarde, cuando acaban los colegios. No se vayan a perder los niños una clase de inglés. Mucho mejor comerse el atasco. Si la cosa no se complica, llegarán a la hora de cenar. La madre de Celia ocupa el asiento del copiloto agarrada al asidero que se encuentra encima de la ventanilla. Celia va detrás con los dos niños; su cuerpo, encajado entre los dos sistemas de retención infantil, y, su cabeza, entre el soniquete de los videojuegos y la *playlist* de bossa nova que tiene puesta Juan Luis a un volumen democrático. Intenta abstraerse perdiendo la mirada en los campos de cereal, ya insuficientes para abastecer a España de fideos y magdalenas, mientras rememora con cierta nostalgia el cantoral que su madre les inoculaba en los viajes eternos a modo de mantra. Siete horas de «Montañas nevadas», «Tres hojitas, madre, tiene el arbolé» o «Mambrú se fue a la guerra» convertían en un juego de niños la práctica de la anestesia.

Celia reniega de tanto entretenimiento electrónico, pero acaba sacando su propio móvil para pasar el tiempo borrando las felicitaciones audiovisuales de la última Nochevieja, cuando todavía pidió a sus doce uvas engendrar un hermanito para los angelitos que la flanquean.

Tiene gracia que un hotel que se las da de remanso de paz exhiba carteles de la berrea de los ciervos, que afortunadamente ya ha terminado. Cómo tienen la desfachatez de considerar temporada alta aquella en la que algo semejante al ladrido de un perro afónico te impide dormir. Si el mismo sonido proviniese del mastín de un vecino, tendrían que cerrar el hotel y encarcelar al dueño del perro, pero, como te juran que el que lo emite durante toda la noche es un ciervo de gran cornamenta con ganas de copular, te suben un veinte por ciento la minuta y encima esperan que los condecores en las redes sociales.

Celia comparte habitación con su madre y Juan Luis con sus dos hijos. Ignacio y Marta han reservado una triple y Ramón y Sofía dos habitaciones contiguas unidas por un baño.

—Vaya birria de habitación. —La madre de Celia se sienta en una de las camas.

Celia coloca la maleta de su madre en la otra cama y la abre dispuesta a guardar su ropa en el armario.

—No pongas mi ropa directamente en las baldas. —La madre levanta un codo—. Ayúdame, anda. Tengo que ir al cuarto de baño.

—¿Por qué no quieres que ponga tu ropa ahí? —dice Celia.

—Porque seguro que están llenas de astillas. —Señala el armario rústico de madera sin tratar.

Celia ayuda a su madre a sentarse en el retrete y la deja con el *¡Hola!* mientras regresa a la habitación para vaciar las maletas. Cuando por fin bajan a recepción, se encuentran con una algarabía de quejas liderada por Sofía a la que no le parece ni medio normal que solo haya plato de ducha en una habitación familiar. Cuando la madre de Celia se entera de que Sofía tampoco ha metido su ropa interior en el armario, la coge del brazo y la invita a un martini antes de cenar. Sofía accede a tomarse un agua con gas sin mucho entusiasmo.

—Ramón, encárgate de los niños —le dice a su marido—. Os esperamos en el *restaurant*.

El pánico a la austeridad de algunos miembros del grupo se ve aplacado por la estrella Michelin del restaurante del hotel. Una carta que ofrece corazón de cerdo salteado en salsa de mostaza, aunque nadie lo vaya a pedir, infunde la paz que esta tribu necesita. El lujo es como las religiones: bien gestionado, rebaja la tensión.

—¿Os parece que pidamos huevos rotos con patatas y ensalada de tomate para los niños? —pregunta Marta.

—Los míos comieron huevo ayer —objeta Sofía—. A ver, chicos —añade mientras se descarga el código QR—. Estaos un poco quietos, por favor —pide en tono agudo.

—Cielo, se puede comer huevo a diario perfectamente —objeta Ramón—. Te lo he explicado mil veces.

—¿Podemos un perrito? —pide uno de sus hijos, y todos los niños se echan a reír.

Sofía pone cara de acabar de tender las sábanas de todo el hotel.

—Me dijo antes el mozo que tenían un tinto de elaboración propia. —La madre de Celia se dirige a Juan Luis—. ¿Lo vamos probando?

—Vamos a pedir primero a los niños —sugiere Celia con la intención de espaciar lo máximo posible la ingesta de alcohol de su madre.

Todos, menos la madre de Celia, consultan la carta en el móvil.

—Hay croquetas de venado —dice Ignacio.

—¡Qué buenas! —exclama Celia—. Yo quiero.

Celia encuentra razonable convertir a los ciervos aulladores en croquetas una vez que han cumplido con su misión reproductiva.

—Se supone que son para los niños. —Juan Luis la mira como si hubiera confesado que es coprófaga—. ¿O piensas comer croquetas por la noche?

—¿Algún problema? —Celia acaricia el cuchillo de forma inconsciente.

—No sé. —Juan Luis levanta las cejas—. Luego dices que engordas.

—¿Cuándo digo yo que engordo? —Arranca un pedazo de pan—. ¿No te estarás confundiendo con Sol?

Juan Luis suspira con un gesto viril y disuasorio.

—Yo también quiero croquetas —dice Ramón—. ¿Pedimos unas?

Celia siente algo parecido a cuando te regalan flores.

—Tú tampoco deberías cenar croquetas, Ramón —señala Sofía—. Y centrémonos por favor en los niños.

—Lo que tú quieras —obedece Ramón—. Croquetas y ¿qué más?

—¿De venado? —pregunta su mujer con un tono entre la ofensa y la aprensión—. A tus hijos no les van a gustar.

—También hay alitas —lanza Marta, muy afable.

—Eso pringa muchísimo. —Sofía frunce el ceño.

—¡Sí, alitas! —pide Olivia mientras da golpes en la mesa con el mango de los cubiertos—. Quiero alitas, mami.

—Deja los cubiertos en la mesa, cariño —le responde Marta.

—Y yo también, papá —dice la hija de Juan Luis—. Alitas y croquetas.

—A mí no me gustan las alitas —lloriquea su hermano.

—Haced lo que queráis. —También Sofía está a punto de llorar.

—¿Qué es venado, papá? —pregunta un hijo de Ramón muy bien peinado.

—¿No te entran ganas de ligarte las trompas? —susurra Marta al oído de Celia.

—Me pregunto por qué Ramón no se las ha ligado a ella —contesta Celia con la mano sobre la boca.

A la tercera vez que se presenta el camarero en la mesa advirtiendo que la cocina cierra en media hora, Ignacio toma las riendas y pide hamburguesitas de Kobe para los niños y diez platos incomprensibles para los adultos, además de croquetas para todos.

—¿Habéis pedido vino? —pregunta la madre de Celia.

—Por supuesto —sonríe Ignacio.

De los adultos, los únicos que parecen disfrutar realmente de la cena son Ignacio y Marta. A la madre de Celia, como siempre, le sobra compañía y le falta vino. Su hija se ocupa personalmente de lo último mientras Juan Luis trata de lidiar con los caprichos de su hijo, al que no le gusta ni el Kobe ni los hijos de Ramón. Este, a su vez, se muestra bastante hosco con Sofía, que no soporta el vino de maceración carbónica. Durante los postres, Ignacio propone visitar la bodega al día siguiente. A las once empieza la visita familiar con cata para los adultos. Sofía, que ha acabado cenando con Coca-Cola Zero, no está segura de querer que sus hijos cojan gusto por el vino tan pequeños y ella no piensa hacer ninguna cata, y menos antes del mediodía.

—Pues mi madre me deja tomar cerveza cero-cero —cuenta Olivia.

—Pues son ganas de acostumbrarte al sabor —dice Sofía.

—¿Y qué tendrá eso de malo? —pregunta la madre de Celia.

Y señala su copa vacía indicando con el color de la uña lo que ahí debe verterse. Ramón le sirve vino y se encuentra con las miradas de desaprobación de su mujer y de Celia.

—Es más sana que cualquier refresco —añade Marta—; tiene vitaminas, fibra, muy pocas calorías...

—¿Puedo otro helado? —pregunta el hijo pequeño de Ramón.

—No. Y límpiate esa boca. —Ramón le pone en la mano una servilleta.

—Estos deberían acostarse —dice Sofía—. Si no, mañana no va a haber quien los levante.

—Si no quieres que vayan a la bodega, ¿qué más te da? —Ramón se estira en su silla—. Yo me quiero tomar una copa.

—Me apunto —exclama Celia creyendo que disimula cierto coqueteo.

—O sea que me voy yo sola con los niños. —Sofía deja la servilleta en la mesa y se levanta—. Como siempre.

—Pues no te vayas —responde Ramón muy tranquilo—, déjalos que jueguen un rato juntos y te tomas una copa con tu marido.

—Son las once.

—Jo, mamá —protesta uno—. Es viernes.

—Es verdad que es un poco tarde. —Marta se dirige a Ignacio—: Me subo yo a Oli, cariño. Tómate una copa tú si quieres.

—No te preocupes, quédate tú, que yo estoy muerto.

Marta acepta, pero insiste en ayudar a la madre de Celia a acostarse mientras los demás empiezan a pastorear a los niños hacia los ascensores.

—No subas tarde. —Sofía clava su mirada en Ramón.

—¿Y tú te vas a quedar aquí sola con el marido de esta señora? —pregunta a Celia su madre.

—Bajo con ellos en cuanto te deje en la cama. —Marta la coge del brazo.

—No entiendo por qué tienes que molestarte tú —insiste la madre de Celia— ni por qué no os vais todos a dormir con la hora que es.

Marta la empuja con suavidad hacia el ascensor.

—Porque quiero tomarte la tensión y auscultarte, que hace mucho que no te tengo controlada.

—Vaya ocurrencia —dice la madre antes de que se cierren las puertas del ascensor.

En cuanto se va el último, Ramón pasa un brazo por encima de los hombros de Celia.

—Por fin se han ido, compañera. —Le guiña un ojo—. Vamos a beber, anda.

Celia no sabe si sus repentinas ganas de echar un polvo con Ramón se deben a que se ha dado cuenta de que Juan Luis no la quiere como ella creía, a que por primera vez lo ve como algo más que un colega calvo y clasicón o a que es el propio Ramón el que parece empezar a interesarse por ella. No está claro qué va antes, si la gallina o el huevo. En la evolución de las especies se sabe que es el huevo, lo que hace la pregunta absurda, pero en el caso concreto de la chispa recién encendida… A saber.

—¿Que qué quieres? —pregunta Ramón—. Estás en Babia, hija.

Celia mira al camarero que está de pie frente al sofá en el que se acaban de sentar.

—¿Tú qué vas a tomar? —pregunta Celia.

—Un gin-tonic.

—Pues yo también.

Desde siempre, a Celia el deseo sexual le anula la voluntad.

—¿Qué ginebra les pongo? —pregunta el camarero.

—La que usted quiera —concede Ramón.

En cuanto se va el camarero los dos se miran a los ojos. Ramón tiene las pupilas como discos de vinilo. Celia supone que a ella le pasa otro tanto.

—Juan Luis le daría una clase magistral al camarero sobre marcas de ginebra y el calibre perfecto de los hielos —confiesa Celia—. No conseguiríamos dar el primer trago hasta la medianoche.

—Al menos se tomaría un gin-tonic —aprecia Ramón—. Sofía habría pedido un rooibos.

—Yo pensaba que erais la pareja perfecta.

Celia se acomoda en el sofá cruzando las piernas hacia Ramón y él se gira ostensiblemente hacia ella.

—¿Quién es la pareja perfecta? —Sonríe con una masculinidad que Celia nunca había visto en él.

—Ignacio y Marta —dice Celia.

—Seguro que esconden algo. —Ramón se ríe—. Todo el mundo tiene sus miserias.

El camarero sirve los gin-tonics en la bandeja mientras pregunta cuánta ginebra quieren. Una vez que cada uno tiene su copa, Ramón levanta la suya:

—¡Por la Virgen de la Almudena!

Celia se atraganta con la carcajada y le sale un poco de gin-tonic por la nariz. Le da un ataque de tos y, al intentar dejar la copa en la mesa, vierte un poco sobre el pantalón de Ramón.

Este le sujeta la copa, le acerca una servilleta de papel y, cuando Celia deja de toser, le retira un mechón de pelo de la cara y se lo coloca detrás de la oreja.

—Espero que te sepas las constelaciones más importantes —dice Celia nerviosísima.

—¿Yo? Ni una sola, ¿por?

—Porque habrá que tener una excusa para salir a dar un paseo a la calle.

—Tú tranquila. Déjalo en mis manos.

El tierno pellizquito que Ramón le da en la barbilla produce en Celia sentimientos encontrados, pero, en todo caso, sus glándulas de Bartholin se ponen a trabajar como los fogoneros del Titanic.

—El otro día leí tu *paper* sobre el receptor de la oxitocina —explica Ramón—. Me quedé impresionado.

Los labios de Celia hurgan entre los hielos en busca del líquido elemento. Qué difícil es beberse un gin-tonic, caramba.

—No sabía que habías sido portada de *Science* —insiste Ramón.

—Ni yo que tú leyeras ese tipo de revistas —responde Celia con el bigotillo embadurnado de alcohol.

—Qué mala eres.

Ramón le pasa el pulgar por el labio superior y, a continuación, se lo mete en la boca. Celia se imagina la cantidad de labios vaginales que abren esos dedos al día y vuelve a sumergir el morro en la copa para calmar su excitación. O acentuarla. No lo tiene claro.

—¿Por qué nos desprecias tanto? —pregunta Ramón risueño.

—A ti no te desprecio.

—A la profesión.

—Porque sois como polleros, pero con ínfulas.

Ramón deja su copa en la mesa mientras se ríe abiertamente. Hace lo mismo con la de Celia y luego le coge la mano.

—No quiero que me la tires encima —explica mientras le besa el dorso—. Eres muy lista, pero aquí el hábil con las manos, si no te importa, es el pollero.

—Y ¿por qué te la iba a tirar?

Otro de los síntomas del deseo sexual en Celia, además de perder la voluntad, es la tendencia a hacer preguntas candiles.

—Calla, anda —ordena antes de besarla.

La lengua de Ramón se mueve con la velocidad y el tono perfectos. Quién lo hubiera dicho. A Celia se le olvida por unos minutos que están en un lugar público y que sus respectivas familias están ahora mismo, Dios quiera que durmiendo, en el mismo edificio. El móvil de Ramón vibra en su entrepierna. Celia no puede evitar echar un vistazo y, aunque constata que no solo la lengua recibe la irrigación adecuada, no parece que aquello tenga las dimensiones esperadas en una fantasía sexual. Ramón maneja la pantalla del teléfono con el mismo pulgar con el que hace un momento le acariciaba los labios y, mientras lee y escribe mensajes, infla la boca con aire que va soltando muy despacio en un hilillo de desgana.

—Será mejor que suba, preciosa —dice.

Y le da un beso rápido antes de mirarla fijamente mientras dibuja una sonrisa tan espléndida que parece un pelín forzada.

—Yo me quedo esperando a Marta —responde Celia a modo de protesta.

—Prefiero no arriesgarme a que baje Sofía. —Ramón se pone de pie—. Y es muy capaz.

—Claro —coincide Celia sin levantarse—. Nos vemos mañana en el desayuno.

Celia da un par de tragos más a la copa y, como sospecha que Marta nunca ha tenido intención de bajar, decide subir a la habitación. Su madre está profundamente dormida gracias a las recetas de Orfidal que el marido de María Teresa, pese a llevar jubilado desde la Transición, extiende a todas las amigas de su esposa sin escatimar en miligramos ni sopesar interacciones farmacológicas.

Por la mañana, Celia aplaude que el desayuno sea un bufet. Normalmente los odia, porque en ellos se siente un animal de granja a la hora en la que el granjero rellena el comedero. Además, le estresa la variedad. Al final, se ve comiendo cosas como pimiento crudo o revuelto de champiñones a primera hora de la mañana invadida por la culpa de no haber descubierto antes lo necesarias que son sus propiedades para comenzar el día. Sin embargo, después de las dificultades sociales de la cena, le parece estupendo que cada cual se organice su condumio. Su madre protesta porque el café es de termo.

—¿Qué será lo siguiente? —pregunta.

Y sacude la mano haciendo notar a la camarera que no quiere ni verlo.

—A lo mejor nos traerán mantas y bocadillos como si fuéramos mendigos. —Suelta una escueta risita.

A Ignacio le brillan los ojos al escucharla.

—Tienes toda la razón, querida —dice—. ¿Te apetecería tomar un té?

—Rojo y con la leche muy fría, si eres tan amable —contesta la madre de Celia—. Sabrás que, si no, se corta.

—Por supuesto —aclara Ignacio—. No pensaba traerte el agua de las acelgas que se bebe mi señora.

Marta levanta su taza de té verde a modo de brindis.

—Pues es mucho más sano —dice sin inmutarse—. ¿A que sí, Sofía?

Sofía, que acaba de dar un sorbo a su té verde y está a punto de meterse en la boca un escalofriante pincho de pechuga de pavo y piña, se encoge de hombros y abre los ojos como si estuviera viendo aproximarse la ola de un tsunami. En la mesa de los niños se acaba de formar una nube de colacao. Parece que uno de ellos ha descubierto que, soplando los polvos al aire, a todos les entran a la vez muchas ganas de toser y un buen sabor de boca. Por lo visto, a los demás les ha parecido una idea digna de emular.

—Parecéis tontos, de verdad —dice Juan Luis.

—Y os habéis puesto finos —añade Sofía—. Pues así vais a ir, mirad lo que os digo.

A ninguno de sus tres hijos parece preocuparle la prohibición de subir a cambiarse el jersey de pico. La madre de Celia da cuenta de su té y su tostada con mermelada de fresa a su ritmo mientras todos menos Celia, que la espera sentada a su lado, van subiendo poco a poco a hacer un pis y lavarse los dientes.

—A veces pienso que has hecho bien en no querer tener hijos, Celia. —Se limpia las comisuras de los labios con la servilleta—. Hoy en día se los malcría demasiado.

—Si has terminado, vamos subiendo —dice Celia—. No querrás llegar tarde a la cata.

—¿Me vas a dejar beber? —pregunta su madre contenta de forma ostensible.

—Te voy a dejar probar —responde Celia mientras la ayuda a levantarse—. En las catas, se escupe el vino.

Todos, menos Sofía y sus hijos, que se han ido a visitar la colegiata, llegan a la bodega con el tiempo justo para la visita familiar. Al hijo de Juan Luis le asustan las barricas. Le angustia imaginarse que un niño pueda quedar encerrado en una de ellas sin que nadie sepa dónde buscarle. Varios adultos intentan sin éxito hacerle razonar y le preguntan quién iba a permitir que un niño se perdiese en una bodega sin buscarle. Solo se convence de que no hay peligro cuando la madre de Celia le confirma que, en efecto, es fácil perderse en un sitio así, pero solo si los niños no están pendientes de sus padres como deben. En todo caso, si se diera esa circunstancia, no tiene de qué preocuparse, porque la boca de la barrica, también llamada piquera, como habrá oído contar al guía, es demasiado pequeña para que por ella quepa, ni siquiera, el brazo de un niño. Olivia dice que ella sí que ha escuchado lo de piquera y también que el tapón se llama bitoque, como las hamburguesas que hace Rosa María, que, en verdad, son más albóndigas que hamburguesas. Mateo sorbe los mocos e informa quejoso de que tiene hambre. Marta le da una tortita de arroz y chocolate negro baja en calorías que el guía no le deja comer, por las migas, pero le promete que, cuando finalice la visita, le dará uvas con queso y un mosto riquísimo mientras los mayores hacen la cata. Después de un documental excesivamente melodramático sobre la filoxera, la actividad familiar concluye con gran optimismo: el resveratrol prolonga la vida y los chinos cada vez beben más vino español.

Durante la cata, a la madre de Celia se le olvida a menudo escupir el vino. Por suerte, solo prueban cuatro caldos, como los ha llamado el relamido sumiller. Al terminar, recogen a los niños en el punto de encuentro. Cómo no, está situado en la entrada de la tienda de regalos. Un par de dependientes, torileros experimentados, abren la puerta de par en par y los niños entran todos a la vez sin pedir permiso. Ignacio y Marta se acaban comprando un escarchador de copas, sorprendidos por haber sido capaces de vivir hasta la fecha sin semejante artilugio. Juan Luis se enamora de un sumiller digital, pero Celia le hace ver que eso es para paletos y que él sabe mucho de vinos para necesitarlo. Ignacio no está de acuerdo, porque, según esa regla de tres, también habría que seguir leyendo mapas en lugar de utilizar el GPS. Celia sostiene que precisamente el haber dejado de leer mapas es la causa de que se nos esté atrofiando el hipocampo. Al final Juan Luis, que es vanidoso hasta para su hipocampo, compra un termómetro de vino, una pulserita como las de contar pasos que se les pone a las botellas para no cometer la atrocidad de servir un albariño a la temperatura de un burdeos. De paso, se humaniza un poco a las botellas, como los niños hacen con sus muñecos. Celia sigue pensando que debería de ser suficiente con tocarla para saber si está a una temperatura adecuada, como antes se hacía con la fiebre.

Harta de esnobismo y atrofia cerebral inducida, se aleja del grupo y ofrece a los tres niños que escojan un regalo cada uno. La hija de Juan Luis quiere un imán para la nevera de su madre; su hermano, un racimo de uvas de peluche, y Olivia, un cuento ilustrado sobre el dios Baco. En cuanto Celia paga los regalos, Olivia le da un beso a su madrina. Ramón aparece en la caja con un par de botellas carísimas y unos minutos después, cuando están caminando hacia la plaza Mayor, donde han quedado con Sofía, le susurra a Celia:

—Una de estas botellas es para nosotros, preciosa.

Celia no puede evitar ilusionarse, aunque le sorprende tanta soltura para cuidar los detalles a pares.

En la plaza Mayor, Sofía está sonando los mocos al pequeño mientras los dos mayores trepan por una escultura ecuestre. Los castellanos que calzan no se lo ponen particularmente fácil.

—¡Será posible! —exclama la madre de Celia—. Sh, sh —advierte muy seria a los niños—. Ahí no se sube, hombre.

—Mamá, es de bronce —dice Celia—. No la van a romper.

—Lo que se pueden romper es la crisma —contesta su madre.

—Chicos, tened cuidado al bajar. —Marta intenta templar gaitas.

—Además de ser una falta de respeto —insiste la madre—, se van a poner perdidos de porquería de paloma.

—Bajad inmediatamente —Sofía ordena a gritos—. Eso está lleno de caca de paloma.

—Tu madre tiene razón. —Ramón se acerca a Celia—. Les dejamos hacer demasiadas cosas.

—En esto en concreto no estoy de acuerdo. Son crías de primate. Tienen que trepar. ¿Para qué crees que sirven los columpios?

—No sé, dímelo tú —pregunta Ramón con coquetería.

—Para lo mismo que sirven los bares a otras edades —explica Celia—. Para ayudarnos a vivir conforme a nuestra naturaleza.

—Papá, nos prometiste llevarnos a los columpios —exige el hijo de Juan Luis.

Por lo visto, el niño está muy pendiente de las conversaciones de Celia.

—Después —dice Juan Luis—. Ahora Celia quiere que veamos la colegiata.

Mateo fulmina a Celia con la mirada.

—*Yo* quiero ver la colegiata —indica Celia—. Los demás podéis hacer lo que queráis.

—Merece la pena —afirma Sofía—. Es una preciosidad, ¿verdad, niños?

Los niños están jugando al pillapilla alrededor de la estatua.

—No os tiréis del jersey, caramba, que se van a dar de sí —advierte Sofía.

—Yo me apunto —dice Ramón.

—Nosotros acabamos de visitarla. —Sofía parece molesta.

—Por eso mismo —replica Ramón—. Vosotros podéis ir un rato al parque. —Mira a Celia.

Sofía protesta entre dientes.

—O sea que no vas a estar con tus hijos en toda la mañana.

—Haberlos traído a la bodega. —Ramón empieza a enfadarse.

—Tengo una idea —propone Marta—: Ignacio y yo hemos estado aquí mil veces. ¿Qué os parece si nos llevamos a todos los niños al parque y entráis vosotros a la colegiata?

El hijo de Juan Luis abraza sus uvas de peluche mientras mira a Celia desafiante. No parece dispuesto a dejarla a solas con su padre ni por un rato de columpios.

Sofía enhebra el brazo de su marido.

—Así veo el viacrucis. —Sofía parece convencida—. Con estos, no he podido.

—Ve tú con ellos, por Dios —insiste Ramón—. Son muchos niños y acabas de verla.

—Entonces, tú también te vienes.

—De verdad, que Ignacio y yo nos arreglamos perfectamente —reitera Marta.

El hijo de Juan Luis le da la mano a su padre.

—Hijo, no seas bobo —dice Juan Luis—. ¿Te vas a quedar tú solo sin columpios?

Celia intenta acariciarle la cabeza, pero el niño se aparta. Ella se siente idiota por provocar su propia tristeza.

—A mí me vais a perdonar, pero yo os espero a todos en esa terracita de ahí —anuncia la madre de Celia.

Celia se muerde la lengua. Para qué pedirle que no se tome un vermut. Es agotador tener que recordarle a cada rato que acaba de tener un ictus. Además, Sofía empezaría con sus alegatos antialcohólicos y no quiere acabar teniéndole que explicar que la fruta madura tiene más etanol que la cerveza cero-cero.

La colegiata es en verdad impresionante. Ese dorado apacible de la caliza desprovista de su policromía original. Las vírgenes románicas que son más butaca que madre, pero estéticamente divinas.

—Qué cara más triste tiene esta Virgen —observa Ramón.

A Sofía parece sorprenderle la sensibilidad de su marido.

—¿Desde cuándo te preocupa la tristeza de una madre?

—Será porque san José se pasa el día en el taller —bromea Juan Luis.

Ramón le da una palmada en el hombro.

—No me busques problemas, tío.

—Al menos, ha podido ser madre —suspira Celia.

Y camina hacia una capilla con velitas a euro.

—Y tú al menos has podido dejar de ser virgen —le susurra Juan Luis al oído.

—Este sitio es fabuloso para hacer conciertos. —Sofía da un par de palmadas—. Menuda acústica.

—Eres un gilipollas —dice Celia.

—A mí no me hables así. —Juan Luis se muestra molesto.

—Vamos a ver ese viacrucis que tanto te interesaba. —Ramón coge del brazo a Sofía.

—Perdona —continúa Celia—, pero no me hace ninguna gracia que te burles de mi deseo de ser madre.

—Por cierto —le comenta Ramón a Sofía—, no me gusta que digas delante de los niños que no estoy con ellos.

Sofía hace por bajar la voz, pero la tiene muy chillona.

—Te pasas el día en la clínica.

—Y tú en tus conciertos —reprocha Ramón.

Celia recuerda el concierto al que se fueron todos con la jefa menos ella.

—No me estás escuchando —dice Juan Luis—. Te decía que ya no aguantas ni una broma.

—Eres muy injusto —replica Celia—. Sabes que no me queda mucho tiempo.

Ramón y Sofía van elevando la voz ante la atónita mirada de algunos visitantes.

—No empieces, Ramón, por favor. Sabes a lo que me refiero.

—No, no lo sé, porque al final te ha dado igual que yo ahora no esté con los niños.

—Porque están mejor en el parque —responde Sofía.

—Eso es lo que yo decía. —Ramón se da golpes en el pecho—. A ti lo que te molesta es que no esté a todas horas contigo, los niños te dan igual.

—Qué tonterías estás diciendo. —Sofía se aleja unos pasos de su marido.

De repente, parece darse cuenta de dónde está y se persigna haciendo una genuflexión a la estatuilla que tiene más cerca.

—¿Y si congelas óvulos? —sugiere Juan Luis como si hubiera descubierto la sopa de ajo.

—¿Para comérnoslos en Nochebuena?

—Celia —la agarra por los hombros—, nunca te he mentido. No quiero más hijos.

—Tú querías tener muchos niños —Sofía vuelve a la carga— y ahora huyes de los planes en familia.

—Porque cualquier plan acaba siendo un coñazo —Ramón se defiende—. A ti solo te importa que estén limpios y bien vestidos.

—Menuda excusa.

Celia aparta las manos de Juan Luis como si se quitara algo pegajoso.

—Lo que pasa es que no me quieres —dice.

—Claro que te quiero —asegura Juan Luis.

—Un hijo nos uniría más.

—No te equivoques. —Juan Luis le da un beso—. Si algo hacen los hijos es separar.

—Me voy fuera —anuncia Celia—. Mi madre ya se habrá bebido hasta el agua del río.

—Vámonos todos, anda —coincide Sofía.

—¿Y tu viacrucis? —pregunta Ramón.

—Duermo con él cada noche.

—Mira —Ramón le pasa a su mujer un brazo por los hombros—, ahí has estado graciosa.

Sofía le da un beso que Ramón no rechaza, aunque inmediatamente mira a Celia por el rabillo del ojo. Juan Luis le imita y pasa un brazo por encima de los hombros de Celia. Ella echa una mirada a la cripta antes de salir mientras piensa que no estaría mal llevar ahí enterrada unos cuantos siglos.

10

Cómo de aburrido sería el viaje de vuelta a Madrid que Celia empezó a preguntarse por las bases genéticas del tedio y si este habría tenido algún valor adaptativo en los albores de la humanidad. Cuando Juan Luis recordó en voz alta que hacía demasiado tiempo que Celia no se había hecho una mamografía, Celia supo que el aburrimiento sí cumple una función biológica. Como, además, el retraso en su revisión anual era un hecho, se puso a buscar un hueco en su calendario y prometió no posponerlo mucho más. Su madre dejó claro que no se prestaba a ese tipo de revisiones, que lo único que consiguen es provocar enfermedades de tanto trajinar lo que no se debe trajinar.

Aunque Celia ha intentado citarse con cualquier otro ginecólogo de la clínica, alegando todo tipo de inconveniencias horarias, las secretarias no han parado hasta encontrarle un hueco en la agenda de Ramón. Le han insistido en que no sea tonta, que la tienen que citar con él; es el mejor. Faltaría más. Y, por supuesto, aunque la mamo se la haga el técnico de rayos, la ecografía mamaria se la hará el propio Juan Luis una vez que Ramón haya terminado. El plan completo, vamos.

Cuando Celia se ha quedado solo con el calzado puesto y una bata abierta por delante, Ramón entra en la consulta y pide a la enfermera que por favor vaya a buscar agujas de biopsia. A la enfermera le parece imposible que se hayan agotado y las busca durante unos minutos hasta que sale de la consulta con aire de haber cometido una gran falta por omisión.

Celia se tumba en la camilla y coloca los pies en los estribos. Ramón se pone los guantes y la mira a los ojos.

—Acerca un poco el culete, anda. —Le da un cachetito en los muslos.

Celia repta con la agilidad de una foca en tierra firme hasta llevar el coxis casi al extremo de la camilla dejando el culo colgando. Un bulo iniciado en la noche de los tiempos ha extendido la creencia de que las mujeres así están más cómodas para hincarles un espéculo; uno de los grandes puntos ciegos del cerebro social. Otro es que el esquí es un deporte para amantes de la naturaleza cuando es más insostenible que el mismísimo golf.

—Así estás perfecta —dice Ramón.

Y le abre los labios con sus dedos de látex igual que si abriera una pechuga de pollo para empanar.

—Esto tiene un magnífico aspecto. —La vuelve a mirar a los ojos.

Celia no acaba de encontrar las palabras más adecuadas para la ocasión y permanece en silencio. Ramón saca un espéculo de su plástico. En cuanto lo abre en el interior de Celia y hace clic, vuelve a dirigirse a ella.

—Tenemos una botella de vino pendiente, preciosa —dice.

E introduce una torunda que empieza a agitar en su cuello uterino para sacar una muestra citológica.

—Ay.

—No te contraigas.

Ramón saca la torunda y hace un frotis en una placa de Petri que deja sobre una mesa metálica.

—Tápala —indica Celia.

—¿El qué?

—La placa. —Celia señala con la barbilla—. Si no, se va a contaminar.

Ramón, que no está muy acostumbrado a cacharrear fuera de las vaginas de sus pacientes, tarda en encontrar el kit necesario para procesar la muestra.

—¿No está tardando mucho? —pregunta Celia.

—¿Quién?

—La enfermera. No sé cómo se llama. Es nueva.

—Ah. Vanessa. Tardará en volver. —Ramón se sienta frente al ecógrafo junto a Celia—. He escondido las agujas de biopsia —dice con picardía.

Y le pone un preservativo marrón oscuro a la sonda del ecógrafo en forma, digamos, de varilla.

—¿Por qué usas preservativos para negros?

—Para ahorrar en lubricante —responde Ramón sonriente.

Mientras teclea con una mano en la consola, va girando la sonda en el interior de Celia sin quitar la atenta mirada de la pantalla.

—Útero normal, ovario derecho normal... —va informando—. Estás ovulando por el izquierdo.

Una vez colocada la sonda en su soporte, Ramón se acerca a explorarle el pecho. Le abre la bata y le toca con profesionalidad primero un pecho y después el otro. Una vez que ha terminado, en lugar de cerrarle la bata como quien cierra la nevera después de coger un yogur desnatado, le mira los pechos. Uno primero y otro después.

—¿Puedo besarte?

—Por favor.

Menos mal que, cuando la enfermera abre la puerta, Ramón se acaba de incorporar para ajustar algo en su entrepierna que parecía estar haciéndole daño. Un testículo pillado a veces resulta providencial.

—Aquí tiene, doctor. —Le muestra triunfal las agujas—. Como no las he encontrado, he tomado unas cuantas prestadas a la doctora Ybarra.

—Estupendo —dice Ramón—. Déjalas ahí. Nosotros ya estamos listos.

La mujer no puede disimular una mirada de extrañeza al ver a Celia con las tetas al aire.

—Ramón, que no me has explorado el pecho —exclama Celia con una astucia que a ella misma le sorprende.

—Ay, perdona.

Ramón le guiña un ojo y repite la exploración dejando que las yemas de los dedos hagan, de tanto en tanto, incursiones clandestinas a los pezones.

—Pues, si ya has acabado con el doctor —comenta la enfermera—, te espera Juan Luis para la ecografía mamaria.

Después de que los tres hombres, el último de ellos el técnico de rayos, hayan dado por revisados sus pechos, Celia regresa al laboratorio para analizar el comportamiento genético del endometrio de una paciente con fallos repetidos de implantación. A medida que ha ido conociendo más a fondo la difícil relación entre el endometrio y el embrión, la suya con su madre se le ha ido antojando de una lógica aplastante. La filosofía de la reproducción mamífera da mucho que pensar sobre las bases de nuestras relaciones personales. Por si fuera poco, se ha puesto de moda merendar la placenta de la descendencia. Y nos resulta extraño que la gente se comporte como vampiros.

—¿Todavía trabajando?

Ramón entra en el laboratorio por sorpresa dando a Celia, que estaba absorta en sus pensamientos, un buen susto.

—¿Qué haces tú aquí? —replica Celia—. Estoy preparando un transcriptoma, no puedes entrar así.

Celia está embutida en un traje de protección para no contaminar las muestras. El ARN está por todas partes, más aún que el ADN, y, cuando se pretende secuenciar, hay que extremar las precauciones.

—Déjate de transcriptomas —objeta Ramón—. ¿No prefieres secuenciar el ADN de mis gametos?

—Qué ordinario eres.

—Perdona, pensaba que este tipo de bromas te hacían gracia. —Ramón se sienta en un taburete—. Tú las haces siempre.

—Tienes razón —Celia guarda la muestra que estaba manipulando—, pero por eso me gustas tú. Porque no las haces.

—Anda, quítate ese traje de intubar extraterrestres y vámonos a tomar una copa.

—¿Y Juan Luis?

Celia empieza a quitarse el EPI.

—Se ha ido con Lidia a un concierto que organiza Sofía.

—¿Lo dices en serio? —Celia se mosquea de inmediato.

—Nos han dejado la noche libre.

Ramón se levanta e intenta abrazarla, pero Celia se escurre.

—Podía habérmelo dicho.

—Te lleva llamando un buen rato —dice Ramón sin que parezca inmutarse.

Celia recoge el material que ha utilizado.

—No es excusa.

—Mujer, lo acaban de hacer socio de la clínica y eso tiene algunas servidumbres. —Ramón vuelve a sentarse en el taburete.

—No entiendo por qué hay que reírle a Lidia todas las gracias —protesta Celia—. Parecéis socios de un club de fans más que de una empresa.

—¿No te alegras de que podamos salir tú y yo sin remordimientos?

Celia abre un armario blanco camuflado en la pared, saca el bolso y revuelve en su interior hasta encontrar el móvil.

Efectivamente, tiene tres llamadas de Juan Luis y un mensaje que dice: «Llámame». Al igual que Alicia en el país de las maravillas, Celia marca el número de Juan Luis sin pararse a pensar adónde le puede llevar cada instrucción que sigue.

Juan Luis le cuenta que no le queda más remedio que ir a un concierto con Lidia. No tiene ni idea de qué concierto es, le suena que algo de Falla y Lorca. Un tostón, vamos. Celia se ofrece a acompañarle, a pesar de que le apetece el plan como matarse, pero él no cree que sea una buena idea. Van a encontrarse con un empresario belga, que fabrica instrumental radiológico de última generación, al que hay que hacerle la rosca. Celia se pregunta si la condición de socio empresarial implica decir «hacer la rosca» en lugar de «lamer el culo». Al menos no se ha referido al fabricante como emprendedor. En cuanto cuelga, mira a Ramón.

—¿Adónde vamos? —pregunta.

—Así me gusta.

Ramón se levanta de su taburete y la besa.

El coche de Ramón, como el de Juan Luis, es un mamotreto diseñado para atravesar sin enterarse las eventuales arenas movedizas que puedan aparecer en el trayecto vital de una familia. Saturado de comodidades ergonómicas y sensoriales, como agujeros para vasos, altavoces coaxiales o refuerzos calentitos para la zona lumbar, el vehículo familiar tiene espacio para todo, menos para sentir cualquier tipo de carencia o necesidad.

Celia va observando con inquietud cómo se alejan de la ciudad.

—¿Estamos yendo a Getafe? —pregunta estupefacta.

—No sabía que eras tan clasista.

—Me sorprende que tú sepas que el mundo no se acaba en Atocha.

Ramón suelta una carcajada. A Celia le gusta eso de Ramón. Nunca se ofende por nada. Seguramente conoce un restaurante riquísimo en Getafe. Ojalá sea un asador y no un oriental superauténtico. No piensa comerse un ramen carcelario, por mucho que el cocinero no sepa español.

Ramón coge el desvío hacia un polígono industrial. Parece muy seguro de su destino y a Celia le da por recordar que el uno por ciento de la población es psicópata y que, entre los cirujanos, este porcentaje probablemente es mayor, compensando el de los bomberos. Todo el mundo sabe que la cirugía, aunque útil de forma secundaria, es sobre todo una vía de sublimación de pulsiones asesinas. Después de un kilómetro más o menos, se mete por un camino sin asfaltar que conduce a un edificio rectangular bastante horroroso. Celia debe de haberse quedado más blanca que el cemento que tienen enfrente, porque Ramón le acaricia una pierna y le explica.

—Esta es la fábrica de la familia de Sofía.

—Ajá.

Ramón aparca, apaga el coche y la besa brevemente antes de rebuscar en la guantera hasta dar con un manojo de llaves. Con ellas, abre una portezuela lateral de la nave y, antes de dar al interruptor que ilumina un modernísimo loft, pulsa un código que tiene toda la pinta de anular una alarma.

—¿A que te gusta? —pregunta Ramón.

—Es impresionante —reconoce Celia horrorizada mientras se imagina en brazos de José Luis López Vázquez entrando en volandas en un pisito decorado por la suegra.

—Y muy útil —dice Ramón mientras le coge el abrigo—. Aquí se alojan los invitados vip de la empresa: inversores, técnicos, formadores…

—¿Y los invitados vip no prefieren un céntrico hotel?

—Nos sale a cuenta tener un coche a disposición. ¿Qué te apetece? Tengo ginebra, whisky…

Ramón saca una bandeja de hielo de una nevera *vintage* roja y a continuación coge unas copas de balón de una balda.

—Lo que vayas a tomar tú —concede Celia, que sigue pensando en ese *nos* tan fuera de lugar.

—Me voy a tomar un whisky. —Ramón echa hielo en una copa.

Y, de un armario lleno de productos de limpieza, rescata una caja de zapatos que contiene una botella envuelta en papel de periódico. La desenvuelve, la abre y respira su aroma con ostentoso placer.

—Interesante el orden de este apartamento —observa Celia.

—Aquí no mira nadie. —Acerca la botella a la nariz de Celia—. Este whisky ha pasado más de treinta años en una barrica de jerez.

Celia intuye que ese dato debe de indicar una singularidad tremenda, así que aspira hondo con los ojos cerrados y toda la veneración olfativa de la que su curiosidad científica y su educación son capaces. Se pregunta si este será el picadero oficial solo de Ramón o si algún otro miembro de la familia tiene escondido por ahí un paquete de marihuana o unas esposas.

—Habrá que probarlo —concluye entregada.

Ramón sirve los vasos de whisky con hielo y un poquito de agua mineral.

—¿Vienes mucho por aquí? —pregunta Celia mientras se acomoda en una copia del sofá Labios de Dalí.

—Qué preguntona eres.

Ramón se sienta a su lado, le quita la copa y la deposita en una mesa baja de cristal con las patas lacadas en negro. Celia agradece que le haya liberado del whisky, porque ya tiene el esófago prácticamente cerrado. Ramón la besa antes de empezar a desabrochar botones. Nunca antes había visto la calva de Ramón desde arriba. Ya en la cama, cuando la tiene entre sus piernas, no puede evitar recordar que alguna vez supo calcular con integrales el volumen de un elipsoide. Y a partir de esos recuerdos, como Celia no domina la técnica del *mindfulness,* un regimiento de pensamientos varios desfila entre la materia gris y las sábanas burdeos. La lengua de Ramón es habilidosa y consigue volverla a centrar en lo que ha venido a hacer a este polígono, del cual también debería saber calcular su volumen.

—¿Te has traído un condón negro de la clínica? —pregunta Celia mientras le acaricia los huevos con cierta prevención.

—Antes no te he dicho toda la verdad —dice al penetrarla.

—¿Cuándo?

—No es verdad que estos preservativos los compre para las ecografías.

—¿Para qué los compras?

—Le gustan a Sofía.

A Celia está a punto de cortársele el rollo y la visión de la aerografía de caballos al galope que hay en la pared no ayuda.

—¿Cómo hemos llegado hasta aquí, Ramón?

—En mi coche.

Celia se ríe reconciliándose ligeramente con la situación.

—No, en serio… —insiste.

—Me gustas mucho.

Ramón no pasaría un casting de actor porno, pero tiene oficio y sabe cómo dar placer.

—Tengo hambre —dice Celia después del polvo.

Ramón mira el reloj despertador que hay en la mesilla.

—Uf. Nos vamos a tener que ir yendo.

—Pues, si tengo que esperar a volver a la civilización, me va a dar una hipoglucemia.

—Voy a ver qué hay.

Y se levanta.

Mientras Celia se viste, Ramón mira en la nevera.

—Solo hay leche sin lactosa. Lo siento. Aquí no suele comer nadie.

—¿Hay galletas? —pregunta Celia.

Ramón mira en los armaritos superiores.

—Has tenido suerte, hay un paquete empezado —anuncia Ramón sin mucho entusiasmo—. ¿No prefieres que tomemos algo rápido al llegar a Madrid?

—¡Qué va! Me encanta la leche con galletas.

Además de estar realmente hambrienta, Celia sabe por experiencia que pedir leche con galletas después de follar es una forma muy efectiva de advertir que no hay futuro sentimental.

—Y yo que te tenía por un honrado padre de familia —comenta Celia con guasa.

—Pues ya ves que no —le limpia una gota de leche de la barbilla—, aunque tú tampoco te quedas corta.

—No tengo pinta tan formal —dice Celia—. Y, sobre todo, no soy madre de familia.

—Serías una madre fantástica.

Celia se pone triste.

—Ojalá Juan Luis pensara como tú.

—¿Por qué dices eso?

—Lo sabes de sobra.

Ramón le seca una lagrimilla con el dorso de la mano. La alianza fría y dura se le clava en la cara.

—No lo sé —reconoce Ramón con dulzura—, aunque me lo imagino. No quiere tener más hijos y tú sí.

Celia asiente.

—Hasta ahora pensaba que, al final, cedería. Ahora ya tengo claro que eso no va a ocurrir y no sé qué hacer.

—¿Le has dicho lo importante que es para ti?

—Parece que no me conoces —reprocha Celia.

Ramón coge una galleta y la moja en la leche de Celia.

—Yo te podría dejar embarazada.

—No creo que a Sofía le gustara.

Ramón se pone tan rojo como la nevera *vintage*.

—Me refiero a la fecundación *in vitro*.

Celia no recuerda haberse sentido tan estúpida desde que descubrió hace años que estaba enrollada con el hijo del mafioso al que investigaba cuando trabajaba en la policía.

—Parezco gilipollas. Me gustaría tener un hijo con un padre. —Se come dos galletas juntas—. Aunque no sea mi pareja.

—Esos apaños no funcionan, preciosa. —Le retira un mechón de la cara—. Para eso es mejor que lo tengas sola.

—¿Y qué hago con Juan Luis? Sería un poco raro pertenecer a una familia, que tampoco es la mía, y tener un hijo yo sola.

—¿Tú le quieres?

—Sí...

—¿Como para renunciar a ser madre?

—¿Por qué tengo que elegir? —Celia protesta.

—Porque él ya ha elegido.

—¿Quieres decir que él no me quiere?

—Sí te quiere, pero quizá no lo bastante para lo que tú necesitas.

—Y yo que te tenía por un simple ginecólogo. —Celia se levanta y le abraza muy fuerte.

Ramón también la abraza y, antes de soltarla, le da un beso en los labios.

—Deberíamos irnos.

Celia asiente agradecida.

—Ahora me cuentas en el coche una cosa.

—Lo que tú quieras —dice mientras lleva el vaso de leche al fregadero—. ¿Me acercas las copas, por favor?

—Claro. —Celia va a por ellas—. Voy a hacer la cama.

—No te preocupes, ahora la hago yo —dice Ramón con el estropajo en la mano—. Tú mira bien que no nos dejemos nada.

En el coche, Ramón pone música y calorcito en los culos.

—¿Conoces a Andreas Prittwitz? —pregunta Ramón.

—No. ¿Quién es?

—El saxo que estás oyendo.

Celia escucha atentamente.

—Precioso —reconoce Celia muy atenta—. ¿Es barroco o flamenco?

—Las dos cosas —dice Ramón con entusiasmo—. Bach por bulerías.

—Ahora entiendo un poco mejor tu relación con Sofía.

—¿Lo dices por la música? —Ramón suelta una carcajada—. El melómano de la familia soy yo. Sofía no tiene ni puta idea.

—Algo sabrá si se dedica a organizar conciertos.

—¡Qué va! Carece por completo de sensibilidad artística —confiesa Ramón—. Pero yo traje al mundo a los cinco hijos de su jefe.

Ramón levanta las manos y las cejas como desentendiéndose de la magnitud de los hechos.

—La colegiata de Luésmar le gustó mucho —objeta Celia.

—Porque es muy religiosa, no porque aprecie la esencia del románico.

—¿Por qué te casaste con ella?

—La pregunta sería por qué sigo con ella y la respuesta es muy vulgar.

—¿Los hijos? —pregunta Celia.

—El miedo.

—¿A qué?

—A todo. —Ramón mira a Celia con tristeza—. Al qué dirán, a arruinarme, a sentirme solo…

—¿Tú crees que ella te sigue queriendo?

—Me necesita, y eso, para un hombre, suele bastar.

—¿Porque luego haces lo que te sale de los cojones con mujeres que no te necesitan?

Ramón le da un beso aprovechando un semáforo y Celia se lo toma como una confirmación. Consciente de tener satisfechas sus necesidades sexuales y nutricionales, se acomoda sin más pretensiones que disfrutar de la música. Qué absurda resulta la precariedad sentimental en un mundo tan confortable. Es increíble lo bien que maridan los diferentes estilos en la música. Se mezclan de forma tan natural el jazz, el flamenco, el barroco… Como si todo fuera lo mismo.

Es muy posible que, en nuestro planeta, solo los conceptos y las sensaciones formen matrimonios perfectos. La materia solo se fusiona en el corazón de las estrellas. Fuera de ahí, simplemente hay enlaces coyunturales.

11

Celia ha quedado por la tarde con Marta y Enciso para hablar de sus pesquisas. Anselmo tiene novedades y las ha citado en una chocolatería para zozobra de Celia, que le encanta el chocolate y no va a ser capaz de pedir un café. Marta, que sin embargo vive obsesionada con mantener la línea, seguro que no tiene problema, porque ha desarrollado un mecanismo por el cual su cerebro borra automáticamente del campo visual cualquier objeto comestible que contenga más de una caloría por gramo. Ni los ve ni los desea.

—¿Se sabe si los vampiros se ven en un espejo? —pregunta Celia mientras moja un churro en el chocolate.

Marta da un sorbo a su infusión.

—¿Se te ha ido la olla? —pregunta.

—Un poco —reconoce.

—He resuelto el misterio —interrumpe Enciso.

—¿Cómo que lo has resuelto? —Celia le roba otro churro—. ¿Ya sabes por qué a la gente le mola la sangre?

—No. —Enciso aparta el plato—. ¿Y por qué no te pides tú una ración para ti solita? Pero he descubierto dónde va a parar la sangre robada en los hospitales.

—¿No se la venden a los consumidores? —pregunta Marta.

Enciso hace gestos al camarero.

—No directamente. ¿Os acordáis de la morcilla vegana que probamos en el congreso de hematología?

Marta niega con la cabeza.

—Yo sí —dice Celia—. Estaba buenísima.

—Porque estaba hecha de sangre —anuncia Enciso antes de morder un churro bañado en chocolate.

—No jodas —dice Celia antes de dejar el suyo en el plato—. ¿De sangre humana?

—¡Qué asco! —dice Marta.

—Con los veganos y los nuevos vampiros hacían muchísimo negocio —explica Enciso.

—¿Y los que la comen saben de dónde procede?

—Los que quieren consumir sangre, seguro. Los veganos, en primera persona, no, pero sí la empresa que la comercializaba. Según ellos, se trata de un producto rigurosamente vegano.

—Y una mierda —protesta Celia.

—Mujer —dice Marta—, para la legislación que regula la industria alimentaria, no somos animales. Se habrán agarrado a eso.

En ese momento llega el camarero a atenderlos.

—Poco tienen dónde agarrarse. Otra ración de churros, por favor —pide Enciso.

—Tiene que ir usted a pedirla, no servimos en las mesas.

—Hombre, ya hemos hecho la cola al llegar —insiste Enciso—. No me haga bajar otra vez a la barra.

El camarero se encoge de hombros y coge la jarrita vacía de la infusión antes de irse.

—No bajes —dice Celia—. No quiero más.

—Pero yo sí —se queja Enciso—. Y deberías bajar tú que no querías churros y te has comido los míos.

Celia otea a su alrededor como la carroñera que fue la madre de la humanidad, por noble que nos parezca imaginarnos un origen cazador.

—Mira.

Se levanta y recupera dos churros abandonados en una mesa llena de tazas y platos.

—¿Te basta con estos o quieres más?

Enciso se queda mirando con aire de duda y Marta interviene escandalizada.

—¿Qué haces, Celia? A saber quién ha tocado eso.

—Seguramente nadie —dice Celia—. Por eso están ahí. Después de saber que hemos comido morcilla humana, no creo que esto sea tan grave.

—Las morcillas están cocinadas —responde Enciso.

—Y los churros también. —Celia alarga la mano—. Si no los quieres, me los como yo.

—Ni hablar.

Enciso le da un suave manotazo y moja un churro en el chocolate.

—¿Quién se presta a hacer morcillas con sangre humana? —pregunta Marta.

—Cualquiera —afirma Celia—. ¿O crees que los charcuteros que crían cerdos en macrogranjas tienen una sensibilidad especial?

—Una empresa de comida ecológica —contesta Enciso antes de coger el segundo churro.

—¿En serio? —Marta parece estupefacta.

—¿Ves como todo eso es un fraude? —Celia, sarcástica, mira a Marta.

—¿Y qué va a pasar con Jacobo? —pregunta Marta.

—Espero que vayan todos a la cárcel. —Enciso se limpia el bigote con una servilleta—. Y también que a mí me den la Cruz del Mérito Civil, no lo vamos a ocultar.

—¿Podrían dártela? —pregunta Celia orgullosa.

—Se han dado por mucho menos. A ti te gustan las portadas en *Science* y a mí los galones civiles.

—Di que sí.

Celia levanta la taza de chocolate como si fuera una copa de champán.

—¿Y se sabe algo más de las causas de esta enfermedad?

—No mucho —dice Enciso—. Los epidemiólogos entregaron su informe y los curas dan por cerrado el caso.

—Hombre, se podría hacer algo más —interviene Marta.

—Lo cierto es que hay muchísimos afectados —continúa Enciso.

—Dentro de lo malo —sugiere Celia—, lo de la morcilla podría apaciguarlos un poco. A lo mejor no es buena idea cerrar ese chiringuito.

—Estoy de acuerdo —añade Marta—. No sé si es necesario hacer morcillas y traficar con sangre, pero, si el problema se hiciera público, sería más sencillo tenerlo controlado.

—No digáis tonterías —corta Enciso—. Es imposible hacer esto público.

—Anselmo, es *vox populi* —dice Marta.

—No te lo discuto, pero es imposible organizar una recogida de sangre para repartirla con una cartilla de racionamiento. ¿Y los otros enfermos que necesitan sangre? ¿Los dejamos morir?

—Algo habrá que hacer. —Marta apura la infusión.

—Deberíamos investigar más —propone Celia—, y encontrar un tratamiento.

—¿Nosotras? —Marta resopla al contener la risa—. Ya hemos hecho unos cuantos análisis que no nos han llevado a nada.

—No es una enfermedad tan grave. —Enciso chasca la lengua y se limpia las gafas con la servilleta de Marta, la única que no está manchada de chocolate y aceite—. Los vampiros se tendrán que buscar la vida y los veganos tendrán que conformarse con las hamburguesas vegetales esas —añade, implacable.

—Justamente en eso no estoy de acuerdo, Anselmo —replica Marta—. Si esto no se regula de algún modo, todo el mundo va a acabar con hepatitis.

—La mayoría de la gente copula como bonobos despreocupados y no veo yo mucha alarma sanitaria por la hepatitis —contraataca Anselmo.

—Por fin pertenezco a una minoría —dice Celia—. Bueno, a dos. También a la que piensa que es importante averiguar por qué a la gente le está dando por beber sangre y morder a los demás.

—Mujer, sabemos que el exceso de mercurio tiene mucho que ver. —Marta se señala la cabeza con el rabo de la cucharilla—. Y que atiborrarse de esas bayas vietnamitas no debe de ser una buena idea.

—Ni de ningún alimento supuestamente milagroso —puntualiza Enciso mientras se lleva una migaja de churro a la boca.

—¿Y os parece suficiente explicación? —reprocha Celia—. Hay mucha gente que come gilipolleces y no le da por chuparle la sangre a sus vecinos.

—Al menos, sabemos que no forman parte de una secta satánica, ¿no, Anselmo? —pregunta Marta con cierta guasa.

—No parece que el ritual sea la causa. —Enciso sigue capturando migas con la yema del dedo—. Por eso tampoco hay que darle más vueltas.

—Solo falta que compréis acciones de la fábrica de morcillas —protesta Celia.

—Pues, mira, eso quería hacer el ecónomo del Vaticano cuando se enteró.

—Igual no es mala idea —dice Marta.

—Sí que lo es —Enciso bebe un poco de agua—, porque les van a cerrar la fábrica más pronto que tarde. En cuanto decidan si le corresponde a Agricultura o a Sanidad.

—¿Y quién va a hacer algo para frenar la enfermedad? —Celia no piensa seguirles el rollo.

—¿Te refieres al veganismo? —pregunta Enciso.

Y se atusa el bigote, muy probablemente para disimular la risa que, sin embargo, Marta no es capaz de contener. A Celia se le pasa por la cabeza levantarse y dejarlos ahí plantados. Debería irse a casa, olvidarse de sus problemas con Juan Luis y también de la ciencia. Centrarse en los preparativos de la Navidad, canturrear villancicos en inglés y disfrutar del alumbrado de su ciudad, como hace todo el mundo, cuando no está follando, según las estadísticas de Enciso. Por qué elegirá tan mal sus quebraderos de cabeza. La gente se preocupa por el precio del aceite, aunque solo coma cosas a la plancha. Paga con gusto las cuotas de los colegios concertados y aguanta las frustraciones de sus parejas. La capacidad de atención es cada vez más escasa y lo sabio es emplearla en construir un bonito relato en Google Fotos, que es lo que al final nos queda. Una historia bien contada de nuestra vida. El mundo ha regresado a la Edad Media con la sabiduría del siglo XXI. La humanidad ha vuelto a comprender, después de mil años de ilusión, que la selección natural quiere que nos perpetuemos, no que seamos felices. Que el premio a sacrificarlo todo por la continuidad de la especie es la trascendencia en algún tipo de nube; más o menos celestial. El precio que se paga por ello no es ni más ni menos que ese: tener hijos y compartir su cuidado con otro individuo.

—No te enfades, mujer. —Marta la saca de su ensimismamiento con un meneo—. Sé que tienes una curiosidad científica infinita y Enciso es un gran detective, pero esto no da mucho más de sí. Al menos, no en lo que a nosotros respecta.

—La Comisión Europea va a prohibir la importación de esas bayas y a lanzar una campaña para ayudar a controlar la ingesta de determinados pescados —aclara Enciso.

—Ya verás como nos obligan a comer arenques —dice Marta.

—¿Por qué arenques? —pregunta Enciso.

—Son muy sanos y apenas contienen mercurio, pero les gustan a los alemanes y ya se sabe que la Comisión…

—Y los boquerones, ¿qué?

—Son muy buenos, pero los arenques tienen aún más ácidos grasos omega 3.

—¿Y eso quién lo dice?

—Los laboratorios, Anselmo —interviene Celia—. Esos lugares en los que se estudian las cosas de la naturaleza que no se entienden.

—Celia —Marta le aprieta un brazo con suavidad—, ¿qué más quieres saber? Algún componente de las bayas rompe la molécula de metilmercurio y con toda probabilidad el mercurio libre debe de estar liando algo en el cerebro.

—«Con toda probabilidad» no significa mucho en ciencia.

—Estudiar el daño concreto en el cerebro es muy caro —sugiere Marta—. Y seguramente no sería suficiente para obtener un tratamiento.

—Sobre todo —comenta Enciso—, no estamos ante una enfermedad que suponga una grave carga a los sistemas de salud.

—Anselmo, por Dios —Celia levanta la voz—. La gente muerde y han estado robando sangre en los hospitales…

Marta se pone de pie y consulta la hora en su reloj sanitario.

—Chicos, tengo que recoger a Olivia de clase de sevillanas. Si queréis, os llevo.

—Gracias, prefiero ir dando un paseo. —Enciso se pone una vieja trenca—. Celia, no te metas en líos, por favor.

—¿Cuándo te han ido mal mis líos?

—Ya no tenemos edad de jugarnos la vida —se queja Enciso.

—No exageres —dice Celia—. Además, esta vez no tiene por qué ser una investigación clandestina.

—¿Qué propones hacer y con qué presupuesto? —Marta coge el bolso y se encamina hacia las escaleras—. Lo tuyo es la genética, y no me parece a mí que esto tenga ningún origen genético.

—Tengo alguna hipótesis y no costaría mucho dinero ponerla a prueba si me ayudáis. —Celia baja detrás de Marta—. Lo único que necesitaría es unas pocas muestras de corteza cerebral.

—¡Lo único, dice! Ya me dirás cómo vas a conseguir eso.

Marta se abre paso entre la gente que hace cola frente a una enorme cisterna de zinc supuestamente llena de chocolate y, mientras tira de la puerta de la calle, añade:

—¿Te acuerdas de cuando me hiciste sacar sangre a aquella jueza tras engañarla?

—Y firmaste conmigo un artículo que fue portada en la revista *Science*.

—Cosa que no necesito repetir, querida —advierte Marta risueña—. Y no sé hacer trepanaciones. Te lo advierto.

—Eso pensaba encargárselo a Enciso.

—¿A mí?

Enciso se abrocha el último cuerno de la trenca.

—A través de tus contactos en el hospital. No necesito muchos casos.

—Celia, tienes un trabajo bonito relacionado con lo tuyo. —Enciso se pone serio—. ¿No te basta?

—¿Te refieres a fabricar bebés para la alta sociedad? —Celia comprueba que lleva el móvil en un bolsillo—. Apasionante. Además, tú me pediste ayuda en este caso.

—El caso ya está cerrado.

—Vámonos, anda, que hace frío y hay mucho tráfico. —Marta agarra a Celia del brazo.

—Anselmo, por favor —ruega Celia.

—Veré lo que puedo hacer —Enciso se anuda la bufanda escocesa— y me explicas para qué las quieres.

Celia le da un beso en la mejilla.

—Gracias, eres el mejor.

Marta chasca la lengua y cierra los ojos con aire de derrota.

—Es muy difícil conseguir una biopsia cerebral —dice—. Tiene que estar muy justificado.

—Acompáñanos al coche, anda —pide Celia a Enciso—, y os cuento mi idea; vamos a hacer un transcriptoma del cerebro.

—¿Y eso qué es? —pregunta Enciso.

—Anselmo, que has dirigido un laboratorio de ADN —dice Celia.

—En realidad, lo dirigías tú.

—También es verdad —Celia empieza a animarse—, pero aprendiste muchas cosas. Te acordarás al menos de lo que era el ADN…

—No te pases.

—¿Y recuerdas que todas las células del cuerpo tienen el mismo ADN, es decir, los mismos genes?

—No lo recuerdo, pero parece lógico.

—Una neurona y una célula del hígado expresan diferentes genes. Es decir, producen proteínas, a partir de ellos, para hacer cosas distintas. En la neurona se están expresando unos genes, mientras que otros están silenciados, y al revés.

—¿Como en una orquesta?

—Exactamente. Cada instrumento toca las notas que le corresponden para que el conjunto suene bien.

Enciso mira a Celia fijamente.

—¿Y qué es un transcrip…?

—Transcriptoma —apunta Celia—. Cuando necesita elaborar una proteína determinada, la célula tiene que empezar por leer el gen que lleva las instrucciones para fabricarla.

—Eso me suena —interrumpe Enciso.

—Ese proceso se llama transcripción —prosigue Celia—, y consiste en hacer una copia de la secuencia de ADN en una molécula parecida pero más sencilla: el ARN mensajero. Así, la información puede salir del núcleo para sintetizar la proteína en el citoplasma de la célula.

—A diferencia del genoma, que te dice los genes que tiene un individuo —añade Marta—, el transcriptoma permite saber qué genes se están leyendo en un determinado momento y en un tejido específico del organismo.

Celia se da cuenta de que Marta está impaciente por saber adónde quiere ir a parar y trata de abreviar las explicaciones a Enciso.

—Dicho de otro modo, te permite saber qué carajo están haciendo las células ahora.

—¿Y para qué quieres saber eso? —pregunta Enciso.

—Muy buena pregunta, Anselmo. —Marta apunta con el mando a su coche.

—Si las bayas son capaces de desmetilar el mercurio —Celia mira a Marta y a Enciso consecutivamente—, a lo mejor también están desmetilando genes que deberían estar silenciados.

Marta levanta las cejas, como concediendo el beneficio de la duda sin mucho convencimiento.

—No sé —dice—. El mercurio por sí solo, con lo tóxico que es, me parece suficiente explicación.

—Si fuera el mercurio —Celia insiste convencida de lo que dice—, tendrían el organismo mucho más deteriorado.

—Me he perdido —advierte Enciso.

—Una manera que tienen los genes de estar silenciados o apagados —continúa Celia mientras aprieta los puños— es estar metilados. Es muy habitual en la naturaleza.

Marta se acerca a su portezuela.

—¿Tienes claro qué genes podrían estar transcribiéndose de forma anómala? —pregunta mientras entra en el coche—. Anselmo, sube, que te llevo. No me puedo entretener más.

Anselmo saca una gorra de franela del bolsillo de la trenca y se la pone.

—No, de verdad, prefiero andar.

Celia le da dos besos antes de subirse al coche.

—Ya te lo cuento más despacio y te explico bien qué necesito del hospital.

Enciso asiente y se despide con la mano mientras Marta responde con un gesto parecido desde el volante.

—¿Quieres calor en el culo? —pregunta.

—¿Por qué no? —Celia mete la bufanda en el bolso y lo deja a sus pies.

Marta da a un botón que enseguida calienta los asientos mientras desaparca mirando alternativamente al retrovisor y a una pantalla que proyecta su coche rodeado de líneas. Unas verdes y otras rojas.

—No busco ningún gen concreto —Celia retoma la conversación—. Lo que quiero es hacer un transcriptoma del cerebro de algún vampiro para compararlo con uno normal y ver si está ocurriendo algo anómalo.

—¿Pero eso no es buscar una aguja en un pajar?

—La técnica de secuenciación es relativamente sencilla. Lo complicado es interpretar los resultados.

—Y obtener las muestras, querida. —Marta frena en un semáforo en ámbar—. No las vas a conseguir tan fácilmente, y yo en eso no te puedo ayudar.

—Ya se me ocurrirá algo.

12

Celia no sabe muy bien cómo ha sido capaz de hacer la maleta y largarse de casa. Si tuviera coche, conduciría por una carretera solitaria hasta toparse con un ovni en un campo de cebada. También podría volar a Pensilvania y vivir con los amish, pero hay huelga de maleteros y además le acabarían molestando los lazos del bonete. A falta de medios y osadía, en un primer momento pensó mudarse a casa de Marta, pero en transporte público no toma mucho menos tiempo que llegar a Pensilvania, y eso, a diario, sería matador. No le queda otro remedio que meterse en casa de su madre hasta que encuentre una madriguera en Madrid que pueda pagar.

Qué pereza le da empezar desde cero. Y no se refiere al amor, porque, al igual que Violeta Parra, maldice ese vocablo con toda su porquería. Se refiere a cosas como volver a comprar un futón plegable. Para Celia, el sofá es el mejor termómetro de la prosperidad personal y con Juan Luis, al menos, compartía un sofá de lino y nogal. También tendrá que hacerse con un set de iniciación a la autonomía: sartén, cacerola, seis vasos, seis platos, cubiertos, trapo de cocina y, lo más importante, un juego de cuchillos. Los cuchillos le gustan, le hacen sentirse parte de una contingencia cósmica. Es la herramienta más antigua de la humanidad; nos ha acompañado durante más de dos millones de años. El fuego, un millón. Y setecientos mil años costó dominarlo para que ahora nos comamos el pescado crudo. ¡Qué ingratitud hacia nuestros ancestros!

Todo lo demás es reciente y seguramente prescindible. Bueno, todo menos los kits de secuenciación genética de última generación, y es que, ahora mismo, solo le queda esa ilusión, descubrir por qué la gente se convierte en vampiro. Le podía haber quedado la ilusión por la jardinería o por llevar una vida sana, pero no, ella se tiene que ilusionar por el funcionamiento de los genes. Y justo ahora, que tiene un nuevo proyecto científico, decide dejar a Juan Luis.

Quizá el hecho de no sentirse comprendida en su interés por la genética le resulte más intolerable que sentirse incomprendida en todo lo demás. Porque ni siquiera ayer, cuando él le propuso pasar la Nochebuena cada uno por su lado, se había planteado abandonarle. Menos lío para todos, había dicho él. Ella podría cenar «tranquilamente» con su madre, Marilia con su colección de primas y él, siguiendo la recomendación de la orientadora del colegio, con Sol y los niños. A los niños les vendría bien ver a sus padres juntos en una de las fiestas navideñas, habría dicho la individua. «¿Juntos?», preguntó Celia, porque a lo mejor había utilizado otra expresión y habían entendido mal. Algo como «amistoso» o «cordial» le pega más a una orientadora, por lerda que sea, como parece ser esta. Juan Luis le contestó que qué más daría la palabra exacta y que por favor no le metiera más presión, porque al primero al que no le apetecía nada el plan era a él.

A pesar de que visto con perspectiva pueda parecer un motivo consistente para poner fin a una relación imbécil, no fue ese el detonante. Ha ocurrido esta mañana, a raíz de una discusión sobre las placentas que Lidia insiste en vender encapsuladas. Celia, de repente, se ha dado cuenta del negocio que hay detrás de un empeño tan absurdo: el mismo que la morcilla, pero tampoco ha sido esa la raya que le faltaba al tigre. Es más, se le ha ocurrido sobre la marcha que una buena forma de hacerles pagar por sus pecados es que la clínica compre el material de laboratorio que ella necesita para estudiar la transcripción en las neuronas de los vampiros. Así que, mientras Juan Luis la estaba ayudando a abrochar el cierre de una cadenita de plata —las de Sol son de oro—, le ha comentado, como de pasada, que tiene previsto hacer el transcriptoma completo de algunos pacientes con unos trastornos genéticos muy raros. Los quiere estudiar a conciencia, le ha dicho, pero para ello necesita unas cuantas cosas que no tiene habitualmente en el laboratorio. Nada excesivo, una serie de kits para hacer genética molecular, porque luego mandará el material a una empresa que analice esos transcriptomas y le digan qué genes están sobreexpresados. No va a llegar a tres mil euros todo, le ha prometido mientras se acababa de peinar, restándole importancia, pero hay que aprobar el gasto y le agradecería muchísimo que en el próximo comité de dirección agilizara el pedido, porque, si no, el gerente le daría largas durante meses. Juan Luis le ha preguntado que cómo se le ocurre pedirle una cosa tan rara, que él no puede estrenarse aprobando gastos adicionales para su novia, que menuda imagen mostraría ante el consejo de administración. Con la esperanza de que esa respuesta se hubiera debido a un problema de falta de riego puntual y para darle la oportunidad de reconsiderarla, Celia le ha mencionado el abono de la ópera que la clínica compra supuestamente para invitar a clientes y a proveedores vip. Le ha recordado lo que se han podido reír en el pasado comentando que el único que aprovecha ese abono, el de los toros y el del fútbol es el marido de Lidia, promotor inmobiliario. Juan Luis ha negado acordarse de semejante tontería y le ha rogado que busque otra solución para analizar el problema genético de esos pacientes. Para colmo, le ha instado a recordar que ya no se dedica a la investigación y que debe sospesar muy mucho qué pruebas son en verdad necesarias para dar un buen servicio a los clientes. Celia, que en ese momento se estaba atando los cordones de las zapatillas, ha respirado hondo, como es probable que se haga antes de cometer un homicidio, ha bajado una maleta de tamaño mediano del altillo y la ha empezado a llenar delante de Juan Luis, que ha preguntado con extrañeza, pero sin aparente preocupación, si se iba de viaje. Celia ha asentido con un sonido gutural y ha echado el desodorante y el cepillo de dientes encima del pijama antes de cerrarla.

—¿Adónde te vas? —Juan Luis la sigue por el pasillo—. ¿Cuándo vuelves?

—No creo que vuelva. —Celia le mira antes de abrir la puerta de la calle.

—Qué cosas más raras dices, hija. —Le intenta dar un beso—. ¿Le puedo decir a Lidia entonces que vas a estudiar lo de las placentas?

13

Celia está sentada al microscopio disparando con un láser a un embrión de tres días para hacerle agujeritos en la membrana que lo recubre. Pasado mañana extraerá una célula de él —ya habrá muchas más— para ver si está libre de las enfermedades hereditarias más comunes. Ramón entra en el laboratorio y se acerca a ella muy despacio.

—¿Cómo estás?

—Aquí —contesta sin levantar la vista—. Matando marcianitos.

—Te he traído caramelos. —Le mete un puñado en el bolsillo de la bata—. Como siempre te comes los de la consulta...

—Gracias. —Coge uno con la mano izquierda y lo pela con la boca—. Prefiero que me trates como a una niña que como a una solterona con el mismo número de óvulos que de caramelos.

—No digas tonterías; eres un partidazo. Y además estás muy buena —le susurra al oído.

Celia levanta la vista y le dedica una amarga sonrisa.

—Qué tonto eres. —Apaga el microscopio—. Esto ya está.

Ramón se sienta en un taburete y la mira trajinar con la placa de Petri que acaba de manipular.

—¿Es definitivo? —pregunta.

—Ajá. —Celia tapa la placa y escribe en ella con un rotulador indeleble.

—No parece que Juan Luis lo tenga tan claro como tú —dice Ramón.

—Ese es su problema.

—Y tú, ¿cómo lo llevas?

—Fatal. —Se quita los guantes de látex y los tira—. Mi vida es un fracaso.

—¿Por qué dices eso? —pregunta Ramón—. A mí me pareces muy valiente.

Celia abre un cajón y coge un neceser.

—O muy cobarde —sonríe mientras saca unas pinturas y un espejito—. Según se mire.

—Ojalá fuera capaz de verme solo. —Se lleva las manos a la nuca—. Menudas navidades me esperan.

—Al menos tienes una familia con la que pasarlas. —Celia se empieza a pintar la raya del ojo.

—Eso es lo que me aterra.

—¿Qué tal estoy? —Celia parpadea coqueta después de ponerse rímel.

Ramón la mira con las pupilas completamente dilatadas.

—Ya te lo he dicho. Cañón. ¿Adónde vas, por cierto?

—Quieren que grabe un vídeo explicando qué es un test de compatibilidad genética.

—¿Ahora? —Mira el reloj.

—Son diez minutos.

—Y, ya que te has arreglado —Ramón se acerca a ella—, ¿te tomarías después una copa conmigo?

—Eres un buitre carroñero. —Celia guarda sus pinturas en el neceser—. No pienso ir a follar a Getafe.

—Que no, joder. Solo quiero hablar un poco.

—¿De qué?

—Tu separación me ha hecho pensar.

—¿En nosotros? —pregunta Celia aterrorizada.

—Nooo. Somos amigos. —Le pone una mano en el hombro—. Si te digo que estás muy guapa es porque lo pienso y para animarte. No estoy ligando.

—¿Y por qué crees que llamarme guapa me va a animar?

—A las mujeres os gusta que os adulen, ¿no?

Celia se ríe.

—Me encanta corroborar que entre tú y yo jamás podría haber nada sentimental.

—No seas malvada.

—Está bien. —Celia se quita un par de pelos de la solapa de la bata—. En cuanto termine, nos vamos a tomar algo. ¿Por qué no?

Celia tiene que repetir sus declaraciones para el vídeo promocional solo un par de veces, así que rápidamente está lista para irse con Ramón. Le produce una extraña mezcla de ilusión y pereza. Es gracioso que, ahora que no tiene que esconderse de nadie, la agobie pensar que Ramón pueda pretender conquistarla. Por si las moscas y con la excusa de que no quiere alargarse mucho, Celia reconduce el plan hacia un establecimiento de esos que parecen una clínica dental de lujo en los que solo sirven un café traído de algún exoplaneta.

Celia sopla el café haciendo agujeritos en la espuma que le recuerdan a los que acaba de hacer en el embrión.

—Estoy hasta los huevos de Sofía —confiesa Ramón.

—¿De repente?

—No, pero no era muy consciente de ello. Tenía mis historias, llevaba una vida familiar razonable…

—¿Y yo te he hecho caer del guindo? —Celia remueve el café con un palito de madera—. Menuda responsabilidad.

—No es eso —Ramón da un buen sorbo al suyo—, pero me parece admirable que hayas sido capaz de dejar una relación que no te hacía feliz, sobre todo, queriendo tener hijos.

—Por eso mismo, quizá.

—Pero, mira, ahora eres libre. —Apoya los brazos en las rodillas—. Yo tengo que tragarme suegros, cuñados, a Sofía persiguiendo a los niños para que no se manchen y a mí para que la acompañe hasta para mear…

—Querido, voy a pasar las navidades con una madre recién recuperada de un ictus, cuya psicopatía ha permanecido intacta, razón por la cual su cuidadora ha decidido pirarse dos semanas a Canarias.

—Hostia.

—Pues eso. —Celia brinda con el vaso de cartón sostenible—. Disfruta de los aperitivos pijos que organice Sofía, de Cortylandia, del mus con tus cuñados, de tu picadero… En fin, de la vida.

—¿Y qué vas a hacer? —pregunta Ramón con cara de circunstancias—. ¿Coges vacaciones?

—Estoy buscando una sustituta. Y, si no, me suicidaré.

—¿Dónde?

—En casa, supongo. Echando un veneno al consomé de Nochebuena. Ya te pediré consejo.

—Que dónde buscas chica. —Ramón se atraganta con el café al reírse—. Sofía es una mina de contactos de ese tipo. No habla de otra cosa por WhatsApp con sus amigas.

—Ah, pues dile, por favor, que estoy desesperada. Quedan diez días y la agencia a la que he llamado es un desastre.

—Sofía te la encuentra en dos días. Para eso es un fenómeno.

—Te lo agradezco, y, ya que estamos —se incorpora en el sillón en el que estaba medio repantingada—, necesito pedirte otra cosa. ¿Quieres más café?

—Claro. Cuéntame. —Se pone de pie—. Voy yo, ¿capuchino?

—Sí, pero descafeinado, que he bebido mucho hoy.

Celia está dispuesta a hablarle a Ramón de la investigación sobre los vampiros. A Enciso no le está resultando fácil conseguir unas biopsias de cerebro en el hospital. Como ya advirtió Marta, prescriben muy pocas. Tiene que coincidir que un individuo con síntomas de vampirismo tenga además un tumor que necesite de una biopsia y que haya acudido al hospital que controla Enciso… Ramón conoce a varios neurocirujanos y quizá se le ocurra algo tan brillante como follar en la fábrica de sus suegros.

Lejos de escandalizarse con la historia que le cuenta Celia, parece entusiasmarse con la idea de participar en semejante aventura y se compromete a pensar en una solución para conseguir esas biopsias. Celia agradece la predisposición y sospecha que Ramón está en esa edad tontísima de los hombres en la que necesitan conducir rápido, copular con jovencitas o evadir impuestos.

En cualquier caso, es una buena distracción para él y le puede ser de gran ayuda. Así deja de quejarse de una vida que, seguramente, nunca va a ser capaz de cambiar. Al menos, deja de darle a ella la brasa con un relato familiar que, por esperpéntico que resulte, despierta en ella la tristeza de no haberlo conocido.

—Hoy mismo llamo a un amigo que opera en el Doce y le tanteo —dice Ramón al despedirse.

—Y no te olvides de preguntarle a Sofía por lo de las internas, por favor.

—No te preocupes. —Le da dos besos.

14

Faltan cuatro días para que Marilia las deje abandonadas y Celia está decidida a averiguar qué veneno causa menos dolor de tripa. Eso sí, mientras no se haya ido, procura no estar en casa de su madre más que para dormir. Hoy se ha llevado a su ahijada al Museo de Ciencias Naturales para que Marta pueda comprar algunos regalos. Celia se detiene ante la colonia de abejarucos para enseñársela a Olivia. A ella le encantaba observarla de niña.

—Mira cómo cuida esa pareja de ahí sus huevos —señala Celia—. Y esos otros están dando de comer a sus polluelos.

—¿Son de verdad?

—Sí, cariño. Llevan aquí más de cien años.

—¿Están muertos? —pregunta Olivia muy seria.

—Claro. —Celia le acaricia la cabecita—. Están disecados. En esa época era la única forma de enseñar a la gente cómo vivían los animales. No existía la televisión.

—Son muy bonitos.

—¿Has visto cuántos colores?

Olivia asiente.

—¿Cómo los han disecado?

—Con mucho mimo. Los lavaron muy bien y los rellenaron de algodón.

—¿Se puede disecar a una persona? —Olivia coge de la mano a Celia y echa a andar.

—Se puede embalsamar. Como las momias egipcias.

—Pero las momias tienen vendas. Yo digo así. —Se da la vuelta y mira hacia la vitrina—. Como los pajaritos.

—¿A ti qué te parece?

La niña se encoge de hombros.

—No sé.

—Pues no —dice Celia.

—¿Y por qué?

—Porque no tenemos ni pelo ni plumas. —Celia le da el abrigo—. ¿Vamos a ver el dinosaurio?

—Sííí.

Olivia empieza a dar saltitos con el abrigo en la mano mientras Celia se pone el suyo.

—Póntelo, anda, que está en el otro lado del edificio y hace mucho frío.

—¿Me vas a comprar algo en la tienda?

—Por supuesto —dice Celia—. Pero al final.

En cuanto entran en las salas de geología, Olivia sale disparada hacia la réplica de diplodocus que Andrew Carnegie regaló a Alfonso XIII en 1913. Por cierto, no se le puede olvidar llamar esta tarde al joyero para tasar el cinquillo de diamantes de su madre. Necesita venderlo para financiar la investigación y pagar la fianza de su próximo alquiler. Suena fatal, sobre todo, porque su madre no lo sabe, pero tiene más joyas que una urraca y ese anillo hace décadas que no le cabe. Si algún día pregunta por él, solo tiene que asegurarse de que no le echa la culpa a Marilia. Puede echársela a cualquiera de las chicas que han trabajado en esa casa. Con el carácter de su madre, han sido tantas como pares de pendientes hay en su joyero.

—¿Es un esqueleto real de dinosaurio?

—No, es una réplica, pero idéntica al de verdad.

Al ver la carita de desilusión de la niña, Celia le asegura que cada uno de los huesos es exacto en forma y tamaño al original y trata de desviar su atención de la cosa fetichista, seguramente heredada de Ignacio, hacia el modo de vida de esos dinosaurios que existieron hace ciento cincuenta millones de años.

—Imagínate la cantidad de plantas que tenía que comer este bicho cada día —sugiere Celia.

—¿De qué color era?

—Muy buena pregunta.

En ese mismo instante le vibra el móvil en el bolsillo. Es Enciso.

—Un segundo, Olivia, bonita.

Celia contesta a la llamada con la esperanza de que su amigo le haya conseguido por fin alguna biopsia cerebral y, en efecto, hay una oportunidad única para conseguirla. Necropsias, para ser más exactos. Por lo visto se ha cometido un crimen horrendo de carácter ritual en el que los presuntos vampiros han sido las víctimas. Han encontrado en una casa de la calle Almagro los cadáveres de cinco personas con una estaca clavada en el pecho. La estancia está llena de ajos y crucifijos. Un espanto absoluto. Gracias a sus antiguas amistades en el cuerpo, va a poder despejar durante un rato la escena del crimen de policías para que ella haga lo que tenga que hacer antes de que levanten los cadáveres. Si quiere tomarles una muestra, tiene que ser cuanto antes. Lo tendrá todo preparado para dentro de media hora. Celia le pregunta si no sería más práctico y mucho menos delictivo pedir las muestras al Instituto de Medicina Legal cuando hagan las autopsias, pero Enciso la advierte de que nadie les va a dar ninguna muestra de forma oficial y menos aún les va a permitir hurgar en los cadáveres. Le pide que por favor le haga caso y sea discreta. No puede dejar los cadáveres con la tapa de los sesos abierta.

Celia se ha quedado tan petrificada como el diplodocus.

—Chiqui, tengo que hacer otra llamada muy importante —le dice a la niña.

—¿Y yo qué hago?

—¿Sabes contar hasta cien? —Celia se agacha para hablarle.

—Hasta quinientos —afirma en voz alta.

—¡Qué barbaridad! En ese caso, te voy a poner un reto un poquito difícil.

La niña mira a su madrina expectante mientras le sobetea un mechón de pelo.

—Cuenta muy despacito todas las vértebras del diplodocus. —Celia trata de que el asunto parezca excitante—. Desde el cuello hasta la cola.

—¿Qué son las vértebras?

Celia se pone de pie y le coge la manita.

—Vamos a la tienda.

Celia convence a la dependienta de que ayude a la niña a elegir algunos regalitos. Cuantas más cosas, mejor. Tiene que hacer una llamada muy urgente. Una amiga se ha puesto de parto en casa. La dependienta se solidariza de inmediato con la causa y se hace cargo de Olivia. Celia le pide que no se pase de cien euros si es tan amable. En primer lugar, llama a Ramón, que resulta estar haciendo cola para comprar los turrones artesanos que le gustan a Sofía. Celia le pide que se olvide de los turrones y que se presente cuanto antes en la esquina más cercana al portal en cuestión. A Sofía que le cuente que ha tenido una urgencia obstétrica. Tiene que pasarse por la clínica y coger cánulas de vidrio para biopsia, suero fisiológico en cantidad y hielo seco. ¿Dónde va a haber? En el congelador donde conservan los óvulos y los embriones. Por cierto, ¿no tendrá brocas quirúrgicas para hacer trepanaciones? Claro que es consciente de que él maneja tejidos blandos, pero nunca se sabe. Luego se lo explicará. A continuación, llama a Marta, que no le coge el teléfono, así que le deja un mensaje de voz que espera no ponga a todo volumen en medio de una juguetería.

—¿Puedo también un cuento?

Olivia aparece con las manos llenas de animalitos prehistóricos de plástico bastante bien hechos.

—Por supuesto. Y dile a la señora que lo vaya preparando para pagar, que tenemos que irnos.

—¿A merendar?

—Sí, pero primero vamos a recoger a tu mami.

—Que vaya todo bien con su amiga —dice la dependienta al ofrecer el datáfono—. Adiós, bonita —se despide de Olivia—, y recuerda que los pterosaurios no son dinosaurios.

Celia y Olivia llegan al punto de encuentro. El portal está precintado y Ramón está hablando con una agente de policía en la entrada. Este hombre es tonto. Celia marca su número y ve cómo Ramón contesta a la llamada.

—¿Qué haces hablando con la policía? —pregunta Celia sin perderle de vista—. Ven a la esquina, como te he dicho.

Celia vuelve a coger a Olivia de la mano y se oculta a la vuelta de la calle.

—¿Se puede saber qué pasa? —Ramón llega visiblemente nervioso—. Ha debido de haber una movida gorda en esa casa, aunque la policía no ha soltado prenda.

—¿Y tú para qué le preguntas? —Celia no da crédito—. ¿No se te ha ocurrido que tenemos que entrar ahí de extranjis?

Olivia, que lleva un rato haciendo volar a su pterodáctilo con la mano, interviene:

—¿Cuándo vamos a merendar?

—Dentro de muy poquito. En cuanto llegue mamá.

—¿Te acuerdas de mí, Olivia? —pregunta Ramón—. ¡Qué dinosaurio tan bonito!

Olivia sonríe apretándose a las piernas de Celia y tapándose la cara con las alas de su pterodáctilo antes de corregirle.

—No es un dinosaurio. ¡Ahí está mami con Rosa María! —La niña echa a correr hacia ellas—. Celia me ha comprado muchos animales y un cuento. ¿Podemos merendar tortitas?

Marta abraza a su hija y Rosa María suelta una bolsa de viaje para ver los animales que Celia le enseña.

—Nos vamos tú y yo a comer unas tortitas con chocolate —dice Marta mientras coge las dos manitas de su hija—. ¿Quieres?

—¿Y Celia? —Mira a su madrina.

—Se va con Rosa María a hacer unos recados. —Marta observa a Ramón—. Hola, Ramón, perdona, que ni te he saludado.

Ramón sonríe con cara de urgencia por comprender.

—¿Cómo que te vas y se queda Rosa María? —pregunta Celia.

—Me lo ha contado todo, cariño —responde Rosa María cogiendo de nuevo la bolsa—. Créeme que te voy a ser de ayuda.

Marta se despide y se lleva de la mano a su hija.

—Encantada. —Rosa María le tiende la mano a Ramón antes de dirigirse a Celia—: Me pasé un año de prácticas en el Instituto Cajal haciendo preparaciones histológicas de cerebelo de rata.

Celia llama a Enciso y se dirigen los tres hacia el portal, donde él los está esperando. La policía les deja pasar sin mediar palabra. Enciso llama al ascensor de madera perfectamente barnizada, con un gran espejo y un banquito de terciopelo rojo.

—Poneos estos guantes —indica al abrir la puerta de hierro forjado—. Y recogeos el pelo con estos gorros. No me dejéis rastros.

Al entrar en el recibidor de la casa, otro policía sentado en un banco muy antiguo saluda a Enciso sin inmutarse. Este hace un gesto a las chicas para que le sigan por un larguísimo pasillo, en el que todas las puertas están cerradas, menos la última. La escena es dantesca. Cinco cuerpos ordenados como en una morgue improvisada yacen con una estaca clavada en el pecho. No se ve sangre en la alfombra y hay ristras de ajo por todas partes. Afortunadamente, predomina su olor. Cada uno de los cuerpos sostiene un crucifijo de plata entre las manos.

—Parece que los han colocado *post mortem* —dice Enciso.

Celia no puede evitar fijarse en que la madera de las estacas es de una calidad muy inferior a la del parquet y las molduras del techo, pero no le parece oportuno hacer la observación en alto.

—Deja de persignarte, hombre, que hemos venido a trabajar. —Rosa María le da un meneo a Ramón.

—Tenéis cuarenta minutos para estar en la calle —exclama Enciso—. Aunque he conseguido que el fotógrafo de la científica venga después de vosotros, no me revolváis ni los cuerpos ni los ajos, por favor.

—Venga, Ramón, tío, que eres médico.

Ramón parece que se va a echar a llorar de un momento a otro.

—Aquí tienes todo lo que me has pedido. —Le entrega una bolsa de congelados a Celia—. No estoy muy seguro de poder ayudar.

—¡Haz el favor!

—Esto me supera —se lamenta Ramón.

—Pues no lo permitas —dice Celia—. Rosa María, ¿has traído el jabón quirúrgico, los guantes de látex y las mascarillas que le he pedido a Marta?

—Sí, cariño. —Abre su bolsa de viaje—. Y mi Black and Decker.

—¿Una Black and Decker? —pregunta Celia asustada—. No podemos hacer agujeros muy grandes. ¿Cómo los disimulamos?

—Este taladro viene con veinte brocas, reina. —Lo enarbola como si fuera un revolver—. Tengo una muy finita y penetrante, como la polla de un moro.

—Tampoco perfores más allá del cráneo —advierte Celia—. Un par de centímetros, nada más, justo para que entre la cánula.

—Muy bien —dice Rosa María con picardía—. Solo la puntita. —Recorre la estancia revisando todas las paredes hasta que encuentra un enchufe—. Vamos a necesitar un alargador —advierte, y sale al pasillo haciendo sonar sus tacones a buen ritmo.

—Ramón, tío, deja de musitar —pide Celia.

—Estoy rezando.

—Eres cirujano, no exorcista —le reprocha Celia—. Ayuda un poco.

—Pero me dedico a traer vida al mundo. No estoy acostumbrado a estas situaciones.

—Ah, ¿y yo sí?

—Tú has trabajado en la Policía.

—Esta gente ya está muerta y nosotros vamos a averiguar qué enfermedad tenían.

—Lo dices como si se hubieran muerto de eso, pero los han matado, coño. —Amaga un sollozo—. Los han a-se-si-na-do.

Celia le da un abrazo antes de que pierda completamente los estribos, que es lo que se debe de perder en una casa como esa cuando uno pierde los nervios.

—Te necesito en esto, Ramón. No me falles.

Ramón se aferra a Celia durante unos segundos, que a ella se le hacen eternos, pero cuando por fin se separa parece resuelto a cambiar de actitud.

Rosa María aparece con una regleta.

—He encontrado esto en la cocina.

Se agacha para enchufarla exponiendo la minifalda al límite de su elasticidad.

—Tienen una freidora de aire guapísima. —Enciende la regleta—. Estoy por llevármela.

—No digas tonterías. —Celia vuelve a impacientarse—. ¿Nos podemos concentrar en lo que hemos venido a hacer?

—No te pongas así, cariño. —Rosa María saca la caja de las brocas—. Solo digo que nadie va a echar en falta esa freidora y aquí me cabe perfectamente.

Insiste ahuecando con las manos la bolsa para mostrar su capacidad. Celia hace lo mismo con los orificios de la nariz hasta que parecen los riñones de un animalillo, pero con un ejercicio colosal de autocontrol logra contener el magma verbal que trata de escapar de su garganta.

—Olvídate un rato de la freidora. —Hace una respiración ayurvédica—. Tú vas a hacer las trepanaciones —le advierte—. ¿Cómo tienes pensado desinfectar la broca después de cada cráneo?

—He traído un esterilizador para instrumental de manicura. —Saca un pequeño aparato de la bolsa—. Va con rayos UVA. Es ultrarrápido.

—Fantástico —admite Celia—. Ramón, tú haces las biopsias y yo las etiqueto y las preparo para congelar.

Rosa María limpia a conciencia una mesa de raíz en la que disponen todo el material.

—Vamos a lavarnos las manos. —Celia coge el bote de jabón de clorhexidina—. Cuando os cambiéis los guantes, meted los que os quitéis en la bolsa de Rosa María, no se vayan a quedar por ahí. Y no toquéis nada sin ellos.

—Opero todos los días, querida —replica Ramón.

—Aquí no se trata solo de virus y bacterias —aclara Celia—. Ni podemos dejar huellas ni contaminar las muestras.

—¿Dónde vas a querer que haga los trépanos exactamente? —pregunta Rosa María mientras se restriega a conciencia debajo del grifo.

—Métete un poco en el pelo para que no se vea. A la altura de la línea medio-pupilar. —Se señala la zona.

—Entiendo que quieres biopsias del córtex —dice Ramón.

—Sí, tres o cuatro milímetros. —Celia le pasa el jabón a Ramón—. Si coges un poco de sustancia blanca, tampoco pasa nada. Eso sí, sácame un par de muestras de cada uno, por si acaso.

—Hija, prefiero los de goma —dice Rosa María mientras intenta ajustarse un guante—. Los de látex se me rompen todo el rato.

—No me extraña.

Celia se fija en las uñas infinitas de Rosa María pintadas de rojo.

—Tienes que ser muy precisa —le dice—. Uno o dos agujeros por cabeza.

—Nunca mejor dicho. —Rosa María suelta una carcajada.

—No me dejes a esa gente con la cabeza como un colador, que nos descubrirían.

—Cariño —Rosa María lucha con el segundo guante—, no hay tarea manual que se me resista.

—Por cierto —Celia recuerda que sigue sin encontrar interna—, ¿tú no conocerás a nadie de confianza que pueda cuidar de mi madre estas navidades? Y aguantarla, claro.

—¿Sofía no te ha encontrado todavía a nadie? —interviene Ramón.

—Ni me ha llamado —responde Celia contrariada y complacida al mismo tiempo.

Ramón pone cara de cabreo.

—Yo misma. —Rosa María encoge un solo hombro.

—¿De verdad? —pregunta Celia sorprendida—, pero ¿no estás muy liada?

—Las navidades son muy familiares, hija. —Suspira—. Me bajan mucho los clientes. Y señoras como tu madre sacan lo mejor de una.

—Eso sí que me cuesta creerlo —dice Celia.

—¿Cómo te van a bajar los clientes en plenas navidades? —dice el inocente de Ramón—. Si fuera por Sofía, contrataríamos a dos matrimonios filipinos a tiempo completo.

Rosa María y Celia se miran.

—Tu madre me va a adorar; tengo la fuerza de un tío y la psicología de una mujer —sonríe coqueta.

—Pues, si de verdad puedes, me salvas la vida —dice Celia—, pero recuerda que mi madre es muy homófoba en todas las variantes del abecedario.

—Hala —exclama Ramón cuando tiene sus guantes puestos—. ¿Por dónde empezamos?

15

Cuando salen de la casa, los está esperando Enciso.

—¿Habéis dejado todo tal cual? —pregunta.

—Como los chorros del oro —responde Rosa María.

—¿No os habréis pasado limpiando?

—Se ha quedado todo como estaba —dice Celia—. Tranquilo.

—Entonces, vámonos de aquí —pide Enciso—, que van a llegar los de la científica.

—¿Os llevo a algún sitio? —pregunta Ramón.

—A mí, a la clínica, si no te importa. —Celia levanta la bolsa de congelados—. Aunque están en hielo seco, tengo que congelar las muestras a setenta bajo cero cuanto antes.

—¿Cuándo vas a hacer los experimentos?

—Voy a pedir los kits hoy mismo y supongo que me llegarán en un par de días.

—Si necesitas ayuda —dice Rosa María—, ya sabes...

—Atender a mi madre es una gran ayuda. —Le da dos besos—. Vámonos, Ramón, que tengo que dejar esto.

Celia vuelve a dar a todos las gracias, les promete tenerlos al corriente y se va con Ramón hacia el coche. Por suerte, lo ha aparcado muy cerca. Ya en él, le cuenta los próximos pasos de la investigación. Mientras espera los kits, debería adelantar cosas de la clínica para poder centrarse después, durante otro par de días, en el trabajo experimental. En cuanto tenga el ARN extraído y amplificado, lo enviará a una empresa, que ya tiene elegida, y en el plazo de una semana le mandarán un archivo enorme que habrá que interpretar para saber qué genes se estaban expresando en el cerebro de esa pobre gente. Es ahí donde tiene el primer problema, porque para eso hace falta saber mucha bioinformática y todos los bioinformáticos que ella conocía se han ido al extranjero. También le podrían hacer ese análisis en la empresa, pero prefiere no pagar por ello y, además, no dejar cabos sueltos sobre la investigación que tiene entre manos. Ramón pone en cuestión que ese vaya a ser el primer problema después de la tardecita que acaban de pasar. Por otro lado, ve muy fácil la solución.

—¿Por qué no se lo pides a Igor? —pregunta.

—¿Quién es Igor?

—El moldavo que trabaja en la clínica.

—¿El recepcionista?

—Claro. Es bioinformático.

—¿En serio? No tenía ni idea.

—¿Nunca te lo ha contado? Es un tipo brillante.

Celia siente un poco de vergüenza por haberle mirado solamente como un posible semental, pero es que, cuando hizo aquel recuento a todos los compañeros, sus espermatozoides no dejaban ver el bosque neuronal.

—Y, sabiendo que está tan formado, ¿por qué lo tenéis de recepcionista? —pregunta Celia.

—No necesitamos un bioinformático para hacer reproducción asistida.

—A él quizá sí. —Sonríe para sus adentros—. Podría al menos trabajar conmigo en el laboratorio. Yo voy con la lengua fuera.

—Y más que ibas a ir si te lo ponemos de ayudante —dice Ramón entre risas—, porque no está nada mal el chaval, ¿no?

—Qué burro eres, pero tienes razón. Está muy bueno —reconoce—. ¡Y es bioinformático!

—Me hace una gracia que esas cosas te pongan tan cachonda.

—¿Qué cosas? —Celia no lo niega.

—Los tíos listos.

—No solo. —Le mira de arriba abajo.

—Muchas gracias. —Se le borra la sonrisa.

—Que no... —Le da una palmada en el muslo—. Tú eres listísimo, Ramón, te lo digo de verdad. Y muy sexy. Y, sobre todo, el mejor amigo.

—Menos mal que tú y yo no nos hemos enamorado. —La observa con cara de duda.

—Desde luego. Fíjate —Celia señala un hueco—, ahí tienes un sitio. Ahora en serio, ¿hablas tú con el moldavo?

—Yo se lo avanzo, pero cuéntaselo tú sin darle muchas explicaciones. Acabamos de cometer un delito gordo y no es cosa de ir pregonándolo.

—No te preocupes, estoy acostumbrada.

—Me dejas mucho más tranquilo —dice Ramón con ironía mientras apaga el coche.

—Me refiero a que no es la primera vez que tengo que recurrir a experimentos inusuales para hacer avanzar la ciencia.

—Otro día me das más detalles. —Estira el brazo para abrirle la portezuela—. Por hoy, creo que tengo bastante. ¿Necesitas que te ayude o te espero aquí?

—Muchísimas gracias. —Le da dos besos—. Vete a ver si pillas los turrones.

—Solo una cosa más. —Ramón se pone serio—. ¿Por qué crees que los han matado?

—El miedo hace a la gente cruel —dice Celia poco sorprendida.

16

Hoy es 5 de enero y la clínica se cierra a las dos. Celia sale con la idea de comprar los regalos que le faltan, que son casi todos. Esta tarde irán a casa de su madre a tomar roscón, por un lado, las amigas de su madre y, por otro, sus amigos. Rosa María ha hecho dos para servir cada uno en una punta de la casa.

Al despedirse en la recepción, Igor le cuenta que ya ha concluido su labor. A Celia no le costó mucho convencerle para que la ayudara. Cuando le propuso interpretar unos transcriptomas, el moldavo no dudó un momento, incluso se mostró algo contento. Todo lo contento que puede mostrarse un moldavo. Ella le conseguiría en la universidad los programas informáticos que le hiciesen falta, pero él le dijo que por eso no se preocupara, que tenía una buena amiga biotecnóloga y que ya se buscaría la vida. Celia se sintió ligera pero absurdamente celosa.

Ahora le entrega un pendrive con el informe y le advierte de que se trata de embriones extraordinariamente anómalos, con muchísimos genes específicos de las neuronas, activos, algo inverosímil en un embrión tan temprano, en el que no debería haber ni neuronas. Celia entra en pánico pensando que la empresa ha debido de confundir o las muestras, o el archivo de datos. Lo único lógico de lo que le cuenta es lo de las neuronas, porque el ADN procede del córtex cerebral de cinco individuos adultos con una extraña patología. Y tan extraña, dice Igor sin interesarse en por qué Celia tiene muestras de cerebros adultos, ya que algunos genes que solo son activos en las primeras etapas de formación de un embrión están transcribiéndose a lo bestia. Por eso pensaba que se trataba de embriones, que sería lo lógico en esa clínica. Celia deja el bolso en el mostrador y saca el móvil para llamar a la empresa con la idea de ponerles las peras al cuarto. Han debido de intercambiar su material genético con otro, coño. Sin embargo, después de varias comprobaciones, le aseguran que los datos que le han mandado corresponden a sus muestras y que, si tiene dudas, le pueden ofrecer por seiscientos euros el servicio de interpretación. Cuentan con unos bioinformáticos preparadísimos. Igor agarra el teléfono, que tenía el altavoz puesto, les da cuatro gritos en moldavo y mira a Celia a los ojos con cara de ir a asaltar un chalet. Ella cree que lo mejor será darle una oportunidad. Además, no le apetece soltar otros seiscientos euros. Si no le convence, ya llamará a la empresa, pero le propone sentarse a analizar juntos los resultados. Está dispuesta a contárselo todo, porque, si no, va a ser muy difícil que le pueda ayudar a encontrar una buena interpretación.

—Esta tarde vienen unos amigos a tomar roscón a casa. ¿Te apetece?

—Soy gay —contesta.

—Me parece estupendo —miente Celia—. ¿Y qué tiene eso que ver?

—Como últimamente te veo coquetear un poco y me invitas a tu casa… —dice con asertividad soviética—, para que no te llames a engaño.

—Eres un poco chulito, ¿no?

Igor se encoge de hombros.

—Precavido. Me he criado en un país donde no se puede tener pluma, y sé que feo no soy…

—Mira —Celia cambia de tema—, las muestras que estamos analizando son de cinco personas con una enfermedad muy rara y muy propia de tu región.

—¿Qué enfermedad?

—Los que van a venir a comer roscón a casa son mi equipo de investigación —dice todavía molesta—. Si quieres, te unes a nosotros. —Le escribe la dirección en un pósit—. Y, si no, te quedas en tu recepción.

Celia coge el bolso y se tropieza con una papelera al tratar de irse lo más airada posible.

—Te espero a las seis —le dice sin mirarle—. El resto llega a las siete, así tengo tiempo de contártelo todo.

—Allí estaré.

17

La madre de Celia está chiflada con Rosa María. Con su presencia y también con su nombre; por fin, uno cristiano. El Dulce Nombre y santa Rosa de Lima, ni más ni menos. Desde hace un par de semanas, la plata ha recuperado el lustre, y el moño, su lugar exacto en la cabeza. Desde que le dio la apoplejía —ella nunca ha utilizado el término «ictus»—, necesita ayuda para peinarse y Marilia no había visto un moño italiano en la vida. Si me apuras, ni una horquilla. Natural, habiéndose criado, según la madre, en la selva. Con todo, la peina mejor que Celia. Pero es que Rosa María también le hace friegas en las piernas con alcohol de romero y, lo más importante de todo, escucha paciente sus quejas y descalificaciones dirigidas a casi todo el mundo mientras limpia unos cardos para hacer con almendras o zurce primorosamente un mantel de hilo en una estampa flamenca rebosante de virtud.

Esta mañana, además de hacer ella misma los roscones, ha devuelto el brillo a las copas Pompadour, que desde que el padre de Celia compró las de flauta, allá por los años noventa, en esa casa, como en todas, no se habían vuelto a utilizar las copas bajas para el champán. Y, aunque le hayan explicado docenas de veces que en ellas se escapan las burbujas, a la madre de Celia son las que le gustan. En gran parte, porque los cambios le irritan como la arena en el culo, pero también porque le recuerdan a cuando era jovencilla y su padre, muy de tarde en tarde, la llevaba a cenar al casino militar y la dejaba beber una copita de champaña. Seguramente, el cosquilleo de aquellas burbujas sea, para ella, lo más parecido a un recuerdo erótico.

A las cinco y media empiezan a llegar las amigas de la madre. María Teresa aparece con el cinquillo de diamantes que le ha vendido Celia hace unos días. Menos mal que es ella quien le abre la puerta.

—María Teresa, por Dios, ¿cómo se te ocurre traerte el anillo puesto?

—Pensé que a tu madre le gustaría ver que lo llevo.

—Pues no, mujer —responde Celia—. Para ella es muy duro tener que deshacerse de una joya tan preciada. Escóndelo bien y ni se lo menciones.

—Como tú digas. —Lo guarda en el monedero—. ¿Habéis podido pagar la derrama, al menos?

—Sí, gracias a Dios —dice Celia con retintín—. Ya sabes que las obras de la ITE son muy urgentes. Te estamos muy agradecidas, pero, para hacer caso a su médico, no le saques nunca más el tema si no quieres darle un disgusto.

—No te preocupes, hija. Si os puedo ser de ayuda en otra ocasión, ya sabes que soy como una hermana para tu madre.

Por suerte, a Rosa María le ha sido fácil persuadir a la madre de Celia de que estarían más a gusto en la sala de estar con el fin de mantener las dos reuniones a una distancia prudencial. No suele gustarle recibir allí, prefiere el salón, pero esta vez no ha puesto muchos inconvenientes, quizá porque Rosa María ha preparado la mesa camilla de revista. Además de sacar las copas chatas y la vajilla de la Cartuja, ha encontrado un mantel de Lagartera con unas flores de Pascua bordadas que Celia no había visto en su vida.

Una vez que las señoras tienen su roscón, su chocolate y su cava rosado, Celia y Rosa María acaban de preparar la mesa, mucho más sencilla, en el comedor. El primero en llegar es Igor, que trae un tinto semidulce de su país. Celia se lo da a Rosa María y le pide que la acompañe al comedor, donde no le ofrece más que agua. Hay que aprovechar bien la hora que tienen por delante.

A las siete, como estaba previsto, llega Enciso con una botella de sidra. Acto seguido, Marta con unos mazapanes de Toledo, comprados directamente en el convento de San Clemente para la madre de Celia. A los cinco minutos, aparece Ramón con un bonito ramo de margaritas.

Celia anima a todos a ir tomando asiento alrededor de la mesa mientras Rosa María trae el chocolate de la cocina.

—He visto a tu madre muy tranquilita —comenta Marta.

—Sí —dice Celia—. Parece que Rosa María le ha traído por fin la paz que necesitaba.

Esta empieza a servir el chocolate y Celia toma la palabra.

—Ramón, Marta, os agradezco infinito que hayáis conseguido venir solos en una tarde como esta. Así podemos comentar los resultados de nuestra investigación.

—Ningún problema. —Marta tapa su taza con la mano cuando Rosa María le va a servir—. ¿Me harías un té, querida? Ignacio se ha llevado a Olivia a ver la cabalgata a la Castellana desde el balcón de un amigo.

—Estupendo —exclama Celia—. Más tarde te doy su regalo para que se lo pongas esta noche.

—¡Qué mona eres! Luego os cuento otra cosa —dice Marta— respecto a la investigación.

—A mí sí me tienes que dar las gracias —reclama Ramón—. Sofía me ha montado un numerito…

—¿Tenía ganas de venir? —pregunta Celia sorprendida.

—Ninguna, pero le parece inconcebible que no pase con ella y los niños la tarde de Reyes.

—¿Y cómo la has convencido?

—Cuando salga de aquí le compraré una freidora de aire.

—No sabía que le gustaba cocinar —dice Marta mientras escoge una bolsita de té—. ¡Qué bien!

—No la va a utilizar ella —explica Ramón—, lo hará la chica, pero está obsesionada con que los niños no coman fritos.

—Para eso va divinamente. —Rosa María regresa con una taza de agua caliente.

—¿Y tú cómo lo sabes? —pregunta Celia.

—Hija, ¿no la has visto en la cocina? —pregunta Rosa María—. Encima que me la he traído estos días para hacerle cosas sanas a tu madre. Así la pobre puede beber un poquillo para compensar.

—Pues mejor que no se entere Anselmo. —Celia le mira de reojo.

Rosa María se ríe.

—Pero si él cogió una estola de marta cibelina para su tía.

Celia mira inquisitivamente a Enciso, pero este ni se inmuta y cambia de tema.

—Preséntanos al bioinformático, anda.

—Tienes razón. Sin Igor —dirige sus manos hacia él—, no hubiéramos podido interpretar los resultados del transcriptoma, que es de lo que quería hablaros.

—Voy cortando el roscón. —Rosa María coge el cuchillo grande—. Marta, cielo, ve pasándome platos.

—Lo ha hecho ella. —Celia la señala—. Y el chocolate también.

—¿De verdad? —pregunta Ramón con admiración, y prueba un pedazo—. Espectacular.

—Esto sí que es un auténtico roscón —añade Enciso—. Muy sabroso.

—Está hecho con agua de azahar traída de Sevilla y almendra marcona —presume Rosa María.

—Os cuento —Celia va directa al grano—: resulta que tenemos unos individuos adultos en cuyas neuronas se están transcribiendo genes embrionarios relacionados con la formación de la placenta que, por supuesto, deberían estar inactivos.

—Además —añade Igor—, se trata de genes improntados.

Rosa María prueba el roscón.

—Sí que me ha quedado bueno —dice—. Explícate mejor, cariño, que yo soy de psicología y, para mí, la impronta es lo del patito siguiendo a la pata.

—Vamos a ver —Celia prueba el chocolate—, ya sabes que, de cada gen, heredamos dos copias: una del padre y una de la madre. Riquísimo.

—Genética mendeliana —afirma Rosa María—. Hasta ahí llego.

—Pues, de los veinte mil genes que tenemos, aproximadamente, cada uno de nosotros —continúa Celia—, hay alrededor de un centenar que experimentan lo que se llama impronta genética. Es decir, de las dos copias que heredamos, solo se expresa una de ellas, y lo hace dependiendo de su origen, materno o paterno, según el gen.

—En el caso de vuestros vampiros —añade Igor—, los genes que se están expresando sin control tienen todos impronta materna, o sea que la copia que se expresa es siempre aquella heredada del padre.

—Una curiosidad —interrumpe Enciso mientras se sirve otro trozo de roscón—: ¿por qué hay cien genes improntados si tenemos veinte mil?

—Se supone que en los mamíferos placentarios —explica Celia— es sobre todo un mecanismo evolutivo que aparece con el conflicto entre sexos.

—Hija, ¡qué interesante! —dice Rosa María—. Y ¿cuál es ese conflicto?

—Las madres —Celia señala a Marta de forma automática— tienen que usar su propio cuerpo para tener descendencia, pero también tienen que cuidarse para sobrevivir y tener más hijos. Los animales que ponen huevos no tienen ese conflicto.

—No nos pongamos podemitas —pide Enciso— y volvamos a los vampiros.

Todos se ríen.

—No es política, Anselmo. —Celia se corta otro pedazo de roscón—. Es ciencia, y tengo que explicar el contexto para que se entienda el trastorno.

—Ponnos un ejemplo —pide Enciso—, que no acabo de entender eso que llamas conflicto.

—Conflicto el mío. —Rosa María se señala el pubis con el cuchillo de cortar el roscón—. No veo qué problema puede haber entre los padres y el feto. —Deja el cuchillo para gesticular—. Si me dijeras después de nacer, con la lata que dan…

—El padre «quiere» —Celia dibuja unas comillas en el aire— que su descendencia crezca mucho utilizando todos los recursos a su alcance.

—Eso lo veo más de madre… —corta Enciso.

Celia se ríe del comentario de Enciso, porque le hace acordarse de Sol.

—La madre quiere criar —continúa con la explicación—, pero sin jugarse el pellejo.

—Si solo se expresaran genes paternos —dice Igor—, como el padre no pone en juego su salud ni tiene la garantía de que los futuros hijos de la madre sean suyos, formarían placentas enormes para asegurar el suministro.

—Y, si solo actuaran genes maternos —retoma Celia—, las placentas serían diminutas con el afán de poner límites a la extracción de recursos.

—Virgen santa, ¡qué complicaditos sois los placentarios binarios! —Rosa María se sirve más chocolate—. Celia, me gusta más cómo queda el de tableta que este en polvo que me has traído.

—Tomo nota —dice Celia—. Por eso hay una serie de genes que solo funcionan con la copia de la madre y otros con la copia del padre.

—La diabetes gestacional —Marta se dirige a Rosa María y a Anselmo— o la hipertensión en las embarazadas se deben a desajustes de esa naturaleza.

—Es cierto que hay enfermedades congénitas muy serias —añade Ramón con expresión grave— causadas por la activación de una copia que debería estar silenciada, o bien al revés, por el silenciamiento de la única copia que tendría que estar expresándose.

—¿Podemos abrir el vino que he traído? —pregunta Igor—. No soy muy de chocolate.

—Claro que sí, cariño. —Rosa María se levanta de inmediato—. Traigo unas copitas.

—En conclusión —continúa Igor—, después de analizar los transcriptomas, creemos que lo que desencadena estos síntomas que estamos denominando «vampirismo» es que se han activado algunos de estos genes que solo se expresan de la copia paterna.

—Además, al expresarse en adultos y no en embriones o fetos —dice Celia—, se han inducido una serie de comportamientos análogos a la formación de una placenta y la obtención ilimitada de recursos ajenos.

—Eso es muy sorprendente. —Ramón levanta una mano—. Cuando se expresan genes embrionarios en un individuo adulto, las alteraciones suelen ser muy graves y a menudo implican algún tipo de cáncer.

—Es insólito, sí —dice Igor—, pero hasta ahora no se había descrito ninguna enfermedad relacionada con la sobreexpresión de estos genes en particular.

—Y nos hemos encontrado —puntualiza Celia— con una simple alteración de la conducta en lugar de una enfermedad seria.

—Hombre, simple no diría yo —interviene Enciso—. Hemos montado todo este tinglado, Celia, porque a ti te parecía gravísimo.

Rosa María entra en el comedor con una bandeja llena de copas y un sacacorchos.

—Noto a tu madre muy callada, Celia —comenta—. ¿Quién va a querer probar este vino?

—Eso sí que es una rareza —dice Celia sin darle importancia—. Anselmo —se dirige a él como si fuera un alumno—, tienes razón en que me parecía grave, pero resulta fascinante que la activación de unos genes tan fuera de tiempo y de lugar no produzca mayores aberraciones.

—Lo de beber sangre humana a mí sí que me parece aberrante, qué quieres que te diga. —Rosa María abre entonces la botella de vino—. Pero, bien mirado, todo encaja a la perfección.

—Ponme un poquito a ver qué gusto echa. —Enciso le acerca una copa—. ¿Qué es lo que encaja a la perfección?, porque empiezo a estar harto de este caso.

Rosa María le sirve vino moldavo.

—Así está bien —dice Enciso.

Y luego continúa sirviendo vino en todas las copas. Una vez repartidas, toma asiento.

—Los vampiros de toda la vida buscan la inmortalidad, ¿no? Y lo hacen chupándole la sangre a la gente, que es de lo que se alimentan.

—Los de toda la vida —se ríe Ramón—. Tú lo has dicho.

Sin hacer caso a la burla de Ramón, Rosa María prueba el vino y disimula mal lo poco que le gusta.

—Sé por dónde vas, querida —interviene Celia—. Los de ahora no solo beben sangre y muerden, sino que se comportan como niños: caramelos, patinetes, rabietas…

—Es como si hubieran cambiado la inmortalidad por una regresión a la infancia —añade Rosa María.

—Interesante… —Marta coge el plato, sin usar, como un volante—. Además, les echaban de los trabajos porque se aprovechaban de los compañeros. ¿Os acordáis?

—Perfectamente. —Celia se ha vuelto a repasar el informe enterito—. Y todos defendían a capa y espada sus propiedades y sus derechos, pero no los de los demás.

Rosa María cierra los ojos en un gesto intelectual que también parece servirle para lucir sus pestañas postizas.

—¡Y las pulsiones orales! —Vuelve a abrir los ojos—. Una regresión en toda regla.

—Más que a la infancia, sería como si volvieran al estado embrionario —propone Igor.

—Yo iría aún más lejos —advierte Ramón—, es como si sus cerebros se transformasen en placentas gigantes.

—¡No seas tan ginecólogo! —Celia prueba el vino y le parece horrible—, pero sí. Me voy a poner un gin-tonic. ¿Queréis?

Celia se pone de pie y camina pensativa mientras va a buscar la ginebra que tiene fuera del alcance de su madre, bien escondida en el aparador, como el whisky de Ramón.

Celia saca las copas grandes y las deja en la mesa junto a la ginebra antes de ir a por tónica, hielos y limón a la cocina.

Un rato después, Marta remueve su gin-tonic con el dedo.

—De todas formas, tendremos que demostrar todo esto. Por el momento, solo hemos estudiado cinco sujetos.

—Y ya son millones los que andan pululando por ahí con esos síntomas —advierte Enciso.

—Habrá que investigar en otros tejidos más fáciles de obtener —dice Celia, y da un trago al gin-tonic—. No se me ocurre otra forma de ampliar la muestra.

—Lo haremos —Marta se levanta y coge el cuchillo—, pero hay algo más que nos va a gustar menos. A mí me ha tocado traer el carbón a esta fiesta de Reyes.

Corta un trocito de roscón del grosor de una loncha de jamón y le toca la sorpresa: un diminuto Melchor de porcelana.

—Muy mono. —Lo sujeta entre los dedos—. Tenéis una hipótesis soberbia, que, a su vez, viene a apoyar la idea de Celia: que las bayas vietnamitas que desmetilan el mercurio del pescado podrían estar también desmetilando ciertos genes y, por tanto, activándolos.

—Eso es exactamente lo que parece ocurrir —dice Igor.

—Con una salvedad —Marta saca unos papeles del bolso—, hoy me ha mandado mi amigo, el epidemiólogo sueco, este artículo.

—¿Cuándo has retomado la relación con él? —pregunta Celia.

—No la he retomado, solo nos hemos escrito un par de veces acerca de las bayas.

—¿Y cómo no me habías dicho nada? —quiere saber Celia.

—Porque me lo ha mandado hoy a mediodía. Han identificado la molécula de las bayas vietnamitas que provoca la desmetilación del mercurio.

—Pero eso no es carbón, querida. —Celia alza su copa—. Más bien, oro. ¿Y cuál es?

—Una enzima de origen bacteriano —dice Marta—, una liasa.

—¿Cómo es posible? —Celia se añade un poco de tónica y otro hielo.

—Ya empezamos a hablar en suajili —se queja Enciso.

—Anselmo —le interrumpe Celia—, una enzima es una proteína que rompe, o metaboliza, una molécula determinada; como hace la lactasa con la lactosa. Deberías saberlo, joé.

—Aquí tienes el artículo. —Marta le da los papeles a Celia—. No puede ser ella la responsable de la desmetilación de los genes.

—¿Por qué estás tan segura? —Celia hojea el texto.

—Porque es muy grande para atravesar el poro de la membrana nuclear. —Marta se gira hacia Enciso—. El ADN se encuentra en el núcleo de la célula, y es ahí donde los genes se transcriben a ARN.

—No me pongas cara de maestra rural —replica Enciso—, que sé muy bien dónde está el ADN. Dirigí un laboratorio en la Policía.

Marta junta las palmas de las manos en un gesto de disculpa.

—Me voy a tener que ir pronto. —Mira la hora—. Aún me queda mucha tarea: escoger los zapatos con Olivia, preparar el agua para los camellos...

—Las copitas de jerez para los Reyes —añade Rosa María—. Hazme el favor de poner las de cristal tallado. Hay que enseñar bien a la niña. —Va mirando a todos mientras habla—. El año pasado, un palo cortado de escándalo en vasos de plástico. ¿Os lo podéis creer?

—Los vasos de Peppa Pig que eligió Olivia —Marta vuelve a remover la copa con el dedo—, y eran para los pajes. A los Reyes les pusimos vasos de cristal.

—¿Pones vasos distintos a los pajes y a los Reyes? —pregunta Igor con una mezcla de fascinación y repugnancia.

Celia suelta una carcajada y se pone de pie.

—Voy a por el regalo de Olivia y nos cuentas un pelín de la enzima bacteriana antes de irte, por favor, que nos has dejado con la intriga.

—A mí no —dice Enciso.

Celia se asoma a la salita donde está su madre con las amigas.

—¿Estáis bien? —pregunta—. ¿Necesitáis alguna cosa?

—No, hija, gracias —contesta María Teresa—. Estamos echando una manita de cartas. Por cierto, el roscón, formidable. —Se besa las yemas de los cinco dedos.

Celia sonríe y observa cómo su madre mezcla la baraja. Está muy tranquila, es verdad. Ojalá le dure. Continúa hasta su habitación, saca el regalo de un armario y regresa al salón.

—A ver, cuéntanos. —Deja la caja en el suelo, junto a ella, y toma asiento—. ¿Qué hace una enzima bacteriana en las bayas?

—No irás a darle eso sin envolver… Voy a por papel de regalo —dice Rosa María.

—Una cepa bacteriana que metaboliza metales pesados venía con ellas. —Marta se retira los rizos de la cara.

—Qué raro —interviene Ramón—. Los brotes infecciosos asociados al consumo de bayas son relativamente frecuentes, pero que todas las partidas vengan contaminadas…

—Es que no están contaminadas —dice Marta—. Viven en simbiosis. No es por falta de higiene.

—Curioso.

Ramón mira el vino moldavo y se sirve agua con limón de una jarra.

—Los suelos de Vietnam están llenos de cadmio —explica Marta— y las bacterias lo eliminan de las bayas, pero resulta que también pueden desmetilar compuestos de mercurio, y eso es lo que hacen en el intestino de la gente que, además de bayas, se atiborra de atún.

—Sofía nunca compra arroz importado, precisamente por el cadmio —observa Ramón.

—En eso tiene razón —concede Celia.

—Habiendo arroz en Valencia… —Enciso hace alarde de su desesperación existencial.

—Hacedme un poco de sitio en la mesa, por favor. —Rosa María vuelve con papel de regalo, celo y unas tijeras.

—¿Y esa bacteria no ha causado ninguna enfermedad en la gente que come las bayas? —pregunta Ramón mientras le pasa tazas a Enciso.

—Pues no. —Marta apila los platitos del roscón—. Es una cepa de *Enterobacter cloacae*, un patógeno oportunista, pero estas bayas no solo favorecen su crecimiento, sino que, por alguna razón, disminuyen su patogenicidad.

—Las bacterias se adaptan a todo, como los moldavos. —Igor se dirige a Rosa María—: ¿Te ayudo? Al llegar a España trabajé en El Corte Inglés.

—El único sitio en el que todavía se envuelve. —Enciso alza los brazos como dando gracias a Dios.

—Déjate de envolver —le dice Celia a Igor— y atiende, que nos queda trabajo, me temo.

—Ignacio y Olivia vienen a buscarme. —Marta lee un mensaje—. ¿Cuándo viniste a España, Igor?

—Hace cuatro años. —Bebe un sorbo de vino—. Antes viví en Basilea otros cuatro. Trabajaba en el Instituto de Inmunología.

—¿Dejaste la bioinformática para envolver paquetes? —Celia no da crédito.

—Conocí a un chico por internet —la mira a los ojos— y resultó ser de aquí. Esto es más divertido.

—Avancemos —Enciso se muestra incómodo—, que esto se me está haciendo más largo que un día sin pan.

—¿Te pongo otra copita? —Celia coge la botella de vino moldavo.

Enciso asiente y le acerca la copa.

—De las bayas, no hay mucho más que contar —dice Marta—. Está resuelto el misterio de la desmetilación del mercurio, lo cual es de un enorme interés clínico. ¡Imaginaos!

—Desde luego —coincide Ramón—. Voy a volver a recomendar arándanos para las cistitis.

—Cuando era niño, ni arándanos veías en la frutería. —Enciso da un trago al vino moldavo—. Ahora nos van a hacer comer a todos las puñeteras bayas vietnamitas. En un par de años, no voy a reconocer ni los puestos del mercado.

—Ahora lo que me preocupa —Celia hojea el artículo— es descubrir por qué se activan los genes embrionarios, porque esa enzima, efectivamente, no puede hacerlo.

—Creo que tenemos que volver a la idea del mercurio libre —sugiere Marta mientras se anuda el fular de seda.

—Ya… —Celia cierra los ojos para pensar—. El mercurio sí puede atravesar el poro nuclear, pero dudo que pueda arrancar el grupo metilo del ADN en este conjunto de genes, así, por las buenas.

—Pero sí podría unirse a alguna proteína que lo haga —sugiere Igor.

—¿A cuál? —pregunta Celia—. Ninguna proteína funciona con mercurio.

—Podríamos buscar, en las biopsias que nos han sobrado, proteínas cuya masa sea mayor de la normal por contener uno o dos átomos de mercurio —propone Marta—, pero no tengo cromatógrafos ni espectrómetros de masas en el laboratorio.

—Eso no sería problema —dice Celia—, tengo un amigo bioquímico en el Centro de Astrobiología y seguro que se anima a colaborar, pero ¿por dónde empezamos?

—¿Astrobiología? —pregunta Enciso—. ¿Eso no es como el tarot?

—No, hombre, no —contesta Celia—. Estudia el origen de la vida, si puede haber otras vidas fuera de la Tierra, esas cosas…

—Dicen que acabaremos viviendo en Marte. —Rosa María se esmera en doblar cada pico del papel.

—Esa sí que es buena. —Enciso se atraganta con el vino—. No somos capaces de vivir en Soria, nos vamos a ir a Marte.

—¿No querías avanzar? —Marta mira de nuevo el reloj—. Volvamos a las proteínas que me voy a tener que marchar.

—Creo que podríamos ir más rápido —interviene Igor— si primero hacemos una selección de proteínas basándonos en PDB y AlphaFold.

—¿Y todo eso qué es, en lenguaje de humanos? —pregunta Marta.

—Es que no es lenguaje de humanos. A ver, os lo simplifico… PDB es el Protein Data Bank, la base de datos con la estructura tridimensional de muchas proteínas. Y AlphaFold es una inteligencia artificial que predice estructuras de proteínas que no están en PDB —contesta Igor—. Puedo juguetear con ellas y ver qué les pasa si les meto un átomo de mercurio en algún sitio. —Aprieta el puño.

—Suena interesante.

Celia se acalora un poco con lo del puño y el meter y Rosa María se pincha con las tijeras.

—Leches. —Se chupa la yema del dedo—. Hala, ya tienes el regalo de la niña envuelto. Toma —se lo da a Marta—, no lo vaya a manchar de sangre.

—¿Qué es, por cierto? —pregunta Marta.

—Un rompecabezas enorme de unicornios.

—¿Un rompecabezas? —pregunta Igor—. ¡Muy buen regalo!

—Le va a chiflar. —Marta coge el bolso en la otra mano—. Qué obsesión tienen las niñas con los unicornios.

—Será porque no existen —dice Rosa María.

—Tampoco existían los vampiros. —Celia acompaña a sus amigos a la puerta y los despide con una sonrisa.

—Feliz noche de Reyes.

Y Celia cierra la puerta y se va a ver a su madre mientras Rosa María recoge el salón.

Epílogo

Mi madre murió la noche de Reyes. Se acostó sin criticar a ninguna de sus amigas y no se volvió a despertar. Las leyes de la termodinámica nos dicen que la muerte no supone la desaparición de la energía; uno sigue aquí, pero de manera menos ordenada. Y mi madre no iba a ser menos. La muerte es irreversible, porque lleva a los seres vivos a un estado de entropía total, que en los humanos se suele manifestar en enormes contratiempos con empleados de funerarias y aseguradoras, con gestores catastrales y bancarios y, por supuesto, con el mayor generador de entropía del universo, que es la Hacienda pública.

Rosa María me ayudó a localizar un hábito de las carmelitas descalzas para enterrar a mi madre con él, tal y como tenía dispuesto en sus últimas voluntades, entre otras muchas sandeces. Después de cumplir casi todas ellas con su inestimable ayuda, las dos rellenamos los papeles para donar nuestro cuerpo a la ciencia y estamos tratando de convencer a los demás de que hagan lo mismo. Sería genial pasar la eternidad todos juntos y desnudos en una piscina de formol. Y la última oportunidad, ya perdida en vida hace mucho tiempo, de que unos estudiantes nos toqueteen de tarde en tarde.

A Olivia, como es un sistema vivo a pleno rendimiento, le encantó su rompecabezas de unicornios, y a Igor y a mí nos divirtió tanto nuestro rompecabezas proteico que decidimos generar un nuevo sistema biológico. Por desgracia, a través de la intermediación de la jeringa de Ramón. Vamos a tener una hija dentro de tres meses y la vamos a criar juntos siguiendo una nueva modalidad de familia cuyo nombre descubrió el novio de Igor en internet. Lo llaman coparentalidad y viene a ser lo que se entendía por matrimonio desde el Neolítico hasta el siglo XIX: la crianza conjunta sin relación romántica.

El novio de Igor es interiorista y está adaptando la casa para que podamos vivir todos en ella. Seguro que la deja mucho más bonita, pero tengo que andar con cuidado de que no la modernice demasiado. Le he advertido que, si me pone una isla en la cocina, salen los dos por la puerta. Él también me ha amenazado con salir por la puerta y llevarse a Igor de una oreja si pongo a la niña el nombre de mi madre, Trinidad.

Por el momento, no tengo espacio para preocupaciones sentimentales; soy experta en oxitocina y sé que mi niña va a tener ocupados todos mis receptores durante dos o tres años, por lo menos.

Ramón me sigue muy de cerca el embarazo. En parte, por mi edad provecta, pero en parte también porque en cada ecografía aprovecha para ponerme la cabeza como un bombo sobre lo harto que está de su vida. Y para revisarme en detalle y decirme que embarazada también estoy muy buena.

La investigación, por cierto, ha resultado un éxito. Gracias al trabajo de todos, incluido Enciso que nos consiguió muestras de montones de vampiros, y de mi amigo el astrobiólogo, encontramos el mecanismo por el que se expresaban los genes embrionarios. Resulta que el mercurio, una vez en el núcleo de las neuronas, sustituía al zinc en unos motivos estructurales que están presentes en algunas proteínas, llamados de forma muy sugerente «dedos de zinc». Pues bien, entre esas proteínas estaban las de la familia TET, con lo que se incrementaba su capacidad natural de desmetilación de genes. Y también pasaban a tener «dedos de mercurio» otras proteínas, como unos factores de transcripción que copiaban rápidamente los genes desmetilados a ARN. Todo ello estaba facilitado porque esa gente tan moderna tenía muy poco zinc disponible en sus células, a fuerza de ponerse morados a soja texturizada y otras cosas llenas de fitatos. Y, a partir de ahí, el vampirismo estaba servido.

Escribimos un artículo estupendo que firmamos todos y, a pesar de lo extraordinario de los resultados y de su consistencia, tuvimos algunos problemas para que nos lo aceptara la revista *Nature*, porque a los editores —y en particular a dos editores, uno sueco y otro holandés, según supimos más tarde— no les parecía que el supuesto vampirismo fuera percibido como un problema relevante para la sociedad. Nosotros argumentamos que los síntomas eran gravísimos; simplemente pasaban inadvertidos porque vivimos en un mundo por completo infantilizado, pero con estos datos ya sabemos que gran parte de la población tiene, al menos, una justificación biológica para ello. Por cierto, Rosa María ha empezado a trabajar como psicóloga en la clínica de reproducción asistida. Igor, sin embargo, dejó allí su puesto de recepcionista para incorporarse al Centro de Astrobiología como bioinformático. No deja de ser curioso que la neotenia, que es la retención de caracteres infantiles en estado adulto, haya sido crucial en el proceso de hominización. Quién sabe si estamos dando otro salto en nuestra evolución y, en lugar de cíborgs o humanos genéticamente editados, nos convertiremos todos en simples vampiros. Más le valdrá a mi hija que algunos de los dientes que eche sean de ajo para sobrevivir en el mundo que le va a tocar vivir.

Por mi parte, estoy curada de espanto y acostumbrada a que la vida me muerda, pero, cuando deje de obsesionarme por encontrar ofertas de pañales y plásticos libres de bisfenol, espero regresar al reino de la noche y guarecerme en la capa de algún vampiro que me prometa amor eterno.

Agradecimientos

A Carlos Briones, por su inestimable acompañamiento bioquímico.

A Fernando R. Lafuente, por sus espléndidos consejos literarios.

A Anabel Hernández, Elena Belmonte y Ana Gázquez, por sus sabias lecturas.

También estoy muy agradecida por su ayuda científica a David Buckley, Alfonso Lagares, Aurora Lassaletta, Carlos Martínez-Alonso, Ana Montero, Eva Ortega, Jaime Pérez, Juan Miguel Rodríguez y María de Toledo. Y a Emiliano Bruner y Eudald Carbonell, a los que hago referencia directa sin mencionarlos.

A Felipe Basabe, por su dominio del santoral francés.

A Jaume Bertranpetit, Santos Casado, Francisco P. Fuentes, Nicole Laburthe-Tolra, Annik Laval, Ángela Loeches, Isabel Moral, Javier Ordóñez, José Luis Sanz, Stéphane Tirard y Michel Van Praët, por su ayuda en aquellos otros escritos sin los cuales este libro no habría llegado a ser.

A mi gran familia, por animarme y hacer que el acto de escribir sea posible.

También le doy las gracias por ello a Ana Alonso.

A María Fasce, Gonzalo Albert y Alberto Marcos, por haber confiado en el manuscrito; a Carol París, mi editora, por su profesionalidad y simpatía, y a Silvia García, mi editora técnica, por lo mismo.

Y, por supuesto, a mis lectores.